Christjan Ackermann

Kurt Stübel

Basiswissen Muskeltraining für Trainer

Geräte:

Maschine nackt vorstellen
- Wo was verstellen

Übung als Trainer perfekt vormachen
- Währenddessen erklären

Danach alles verstellen, damit der Kunde die Maschine selbst einstellen muss.
- zu leichtes Gewicht um zu sehen was man verbessern kann

Den Kunden mitembeziehen und ihn auf Fehler hinweisen und ihn sich selbst korrigieren lassen.

Keine Fachbegriffe außer bei Fortgeschrittenen.

Kurt Stübel

Basiswissen Muskeltraining für Trainer

Teil I: Becken- und Lendenbereich

„Offizielles Lehrbuch an der staatlich anerkannten Sportschule Glucker"

Fitnessstudio | Personal Fitness Training | Gymnastik

Inklusive kostenloser Online-Videoclips von bodyLIFE tv

1. Auflage 2014 – Health and Beauty Germany GmbH (Karlsruhe, Deutschland)
ISBN 978-3-938939-42-02

Impressum

Herausgegeben von:
Health and Beauty Germany GmbH (Karlsruhe, Deutschland)
Autor: Kurt Stübel
Titelbild: wavebreakmedia/Shutterstock.com
Bei Vervielfältigung für gewerbliche Zwecke ist gemäß § 54 UrhG eine Vergütung an den Verlag zu zahlen, deren Höhe mit dem Verlag zu vereinbaren ist. Alle Rechte vorbehalten.

Wichtiger Hinweis:
Die Beiträge in diesem Buch sind sorgfältig recherchiert und entsprechen dem aktuellen Stand. Abweichungen, etwa durch seit Drucklegung geänderte Internetadressen etc., sind möglich. Weder Autor noch Verlag können für eventuelle Nachteile oder Schäden, die aus den im Buch gegebenen praktischen Hinweisen resultieren, eine Haftung übernehmen.

Vorwort		7
Glucker stellt sich vor		8

1 Anatomisch-physiologische Aspekte der Muskulatur

1.1	Muskelarten	9
1.2	Aufgaben der Skelettmuskulatur	9
1.3	Die Nerv-Muskel-Kommunikation	10
1.4	Ursprung und Ansatz	11
1.5	Muskeln und Gelenke	11
1.6	Agonist, Synergist und Antagonist	12
1.7	Optimale Vordehnung	13
1.8	Aktive Insuffizienz	13
1.9	Drehachsen	14
1.10	Muskelfaserzusammensetzung	17
1.11	Die unterschiedlichen Arbeitsweisen der Muskulatur	18
1.11.1	Exzentrische Arbeitsweise	18
1.11.2	Isometrische Arbeitsweise	19
1.11.3	Konzentrische Arbeitsweise	19
1.12	Die Ausrüstung	20

2	**Lokale Stabilisatoren**	23
3	**Globale Stabilisatoren**	27
4	**Einführung in die Praxis**	29
5	**Die Abdominalmuskulatur**	33
5.1	M. rectus abdominis	33
5.2	M. obliquus externus abdominis	34
5.3	M. obliquus internus abdominis	35
5.4	M. transversus abdominis	35
5.5	Übungen für die Abdominalmuskulatur	42

6	**M. quadratus lumborum**	79
6.1	Übungen für den M. quadratus lumborum	79
7	**M. iliopsoas**	87
7.1	M. psoas	87
7.2	M. iliacus	87
7.3	Übungen für den M. iliopsoas	91
8	**M. erector spinae**	111
8.1	Übungen für den M. erector spinae	120
9	**M. glutaeus maximus**	161
9.1	Übungen für den M. glutaeus maximus	162
10	**Exzentrisch betonte Übungen**	183
11	**Allgemeine Tipps für Kräftigungs- und Dehnübungen**	189
	Literaturverzeichnis	191
	Literaturempfehlungen	192

Vorwort

Liebe Fitnesstrainer, Personal Fitness Trainer, Gymnastiklehrer und alle, die Sportgruppen unterrichten und Spaß daran haben, Gruppen zu betreuen, dieses Buch ist ein praxisorientiertes Nachschlagewerk mit vielen Übungsvariationen für den Becken- und Lendenbereich und das Rumpftraining. Meine über 20-jährige Erfahrung in allen oben genannten Bereichen spiegelt sich in diesem Werk wieder und ermöglicht es Ihnen, für jeden Einsatz schnell eine geeignete Übung zu finden. Ergänzend zu den vielen Übungen wurden kurze Videoclips gedreht, die kostenlos auf der body LIFE-Homepage www.bodylife.de/buecherclips angesehen werden können. Übungen, zu denen es einen Videoclip gibt, sind mit unserem body LIFE-Button gekennzeichnet.

Viel Spaß beim Umsetzen der Übungen wünscht Ihnen Ihr

Kurt Stübel

Danksagung: Ich möchte mich besonders beim Gymnastik Treff in Stuttgart-Vaihingen für die Bereitstellung der Räumlichkeiten für die Foto- und Filmaufnahmen bedanken. Das Gleiche gilt für das Step in Stuttgart-Vaihingen. Ein besonderer Dank gilt den Models Inaam El-Rajab und Rüdiger Merkt für ihre Unterstützung. Außerdem möchte ich noch die Firma Koopera, den Erfinder des Bodyspiders, erwähnen.

Glucker stellt sich vor

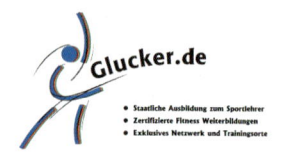

GluckerSchule

Am 22. November 1923 wurde die staatlich anerkannte Sportschule Glucker in Stuttgart durch „Ago" (August) Glucker ins Leben gerufen. Seit dieser Zeit bildet die GluckerSchule zum staatlich anerkannten Sport- und Gymnastiklehrer, zum Sporttherapeuten sowie zum staatlich anerkannten Sportmanager aus. Die Schwerpunkte der Ausbildung zum Sportlehrer sind u.a.: Trainingslehre, Muskellehre & Gerätetraining, Anatomie, Physiologie, Ernährungslehre, Erlebnispädagogik, Reha, Sport, Group Fitness und Outdoorsport. Nach der Ausbildung finden unsere Absolventen ihre Arbeitsstellen erfolgreich in Vereinen, Fitnessstudios, Gymnastikstudios, Rehakliniken, Krankenkassen, Verbänden und Schulen sowie in den Bereichen Animation, Kindersport, Personal Fitness Training, Sportmanagement u.v.a.m.
Weitere Informationen unter **www.gluckerschule.de**

GluckerKolleg

Das GluckerKolleg bildet seit dem Jahre 1997 zum TÜV-zertifizierten Personal Fitness Trainer, Rückenschullehrer (KddR) oder Rückenschulleiter, Gesundheitstrainer, Gehirnfitness-Trainer, EMS-Trainer und Ernährungsberater in Deutschland, der Schweiz und Österreich aus. Des Weiteren bietet das GluckerKolleg über das Jahr verteilt viele interessante Workshops zu aktuellen Themen aus den Bereichen Gesundheit und Fitness an. Der jährlich stattfindende Glucker PT- und Gesundheitskongress gehört zu den besonderen Weiterbildungskongressen in Deutschland.
Weitere Informationen unter **www.gluckerkolleg.de**

1 Anatomisch-physiologische Aspekte der Muskulatur

1.1 Muskelarten

Es gibt verschiedene Muskelarten, die Herzmuskulatur, die glatte Muskulatur und die Skelettmuskulatur. Für die in diesem Buch vorgestellten Übungen spielt ausschließlich die Skelettmuskulatur eine Rolle.

- Die glatte Muskulatur liegt z.B. in den Organen. Sie wird unwillkürlich vom vegetativen Nervensystem gesteuert und hat für unseren Bereich keinerlei Bedeutung.
- Die Herzmuskulatur hat ein eigenes Reizleitungssystem und wird vor allem für die Ausdauersportarten benötigt. Für den Geräte- oder Gymnastikbereich spielt sie eine untergeordnete Rolle, solange es sich nicht um einen Herz-Kreislauf-Kurs handelt.
- Die Skelettmuskulatur liegt am Skelett, sie wird willkürlich vom zentralen Nervensystem gesteuert und kann durch die im Buch vorgestellten Übungen trainiert werden.

1.2 Aufgaben der Skelettmuskulatur

- Bewegungsfunktion: Ohne die Skelettmuskeln könnten wir uns nicht fortbewegen und unseren Alltag bestreiten.
- Schutzfunktion: Die Bauchmuskulatur z.B. schützt die inneren Organe vor Schlägen, Verletzungen.
- Stabilisierungsfunktion: Die Muskulatur stabilisiert Gelenke und die Wirbelsäule.
- Ableitungsfunktion/aktive Stabilisierung: Durch eine gute Muskulatur können die Belastungen – z.B. beim Treppabgehen – von den Gelenken abgeleitet werden. Eine gut ausgebildete Skelettmuskulatur hat eine stark vorbeugende Funktion gegen Arthrose und Wirbelsäulenprobleme.
- Haltefunktion: Die Skelettmuskulatur verleiht uns unsere Körperhaltung. Ohne sie würden wir uns nicht aufrecht halten können. Die individuelle Haltung entspricht der Stärke und Beweglichkeit der Muskulatur.

▸ Wärmefunktion: Die Muskulatur dient dazu, die Körpertemperatur aufrechtzuerhalten.

1.3 Die Nerv-Muskel-Kommunikation

Die Muskulatur ist eigentlich ein „dummes" Organ, da sie allein nichts machen kann. Die Muskeln sind immer auf die Befehle der Nerven angewiesen. Ein Nerv sendet Befehle an viele Muskelfasern (z.B. dass der Muskel wie beim Dehnen loslassen oder dass er wie beim Krafttraining anspannen soll), die diese dann ausführen müssen. Um einen Muskel optimal trainieren zu können, muss die Kommunikation zwischen dem jeweiligen Nerv und den dazugehörigen Muskelfasern funktionieren. Ist sie gestört, kann auch nicht optimal Kraft entwickelt werden. Deshalb ist jede muskuläre Aktivität eine Leistung des **„Nerv-Muskel-Systems"**. Wir unterscheiden 3 Möglichkeiten der Nerv-Muskel-Kommunikation:

▸ **Die intermuskuläre Koordination**
Unter intermuskulärer Koordination versteht man das optimale Zusammenspiel aller an einer Bewegung beteiligten Muskeln. Sie wird vor allem frei trainiert, also nicht an Maschinen. Die Muskeln müssen die Bewegung selber „führen". Dazu benutzt man Kurzhanteln, Langhanteln, Kabelzüge, den Bodyspider oder nur den eigenen Körper. Je mehr Muskeln dabei gleichzeitig aktiv sind, desto schwieriger gestaltet sich diese Kommunikation. Ziel muss es in einem qualitativ hochwertigen Training sein, die intermuskuläre Koordination zu optimieren und alle Kunden vom geführten Training am Gerät allmählich zu freien Übungen zu führen. Aus diesem Grund bieten sich Muskelschlingenübungen an (z.B. wird die Streckerschlinge durch Kniebeugen oder Ausfallschritte trainiert; es arbeiten Muskeln im Hüftgelenk, im Kniegelenk und im Sprunggelenk) oder man verwendet Kettenübungen wie z.B. Übungen mit der ventralen Kette (S. 65), der dorsalen Kette (S. 52) oder der lateralen Kette (S. 120). Dabei werden viele Muskeln aktiviert und gleichzeitig entsteht ein höherer Stabilisationsaufwand.

▸ **Die intramuskuläre Koordination**
Unter intramuskulärer Koordination versteht man die möglichst synchrone Ansteuerung aller Muskelfasern in einem Muskel. Sie wird immer mit höchsten Gewichten und maximalen Anspannungen mit 1–5 Wiederholungen, 5–10 Sätzen und 4–5 Minuten Pause trainiert, um den Kreatinphosphatspeicher wieder zu füllen.

Das Tempo ist schnell. Dabei spielt es keine Rolle, ob die Übung frei oder geführt ist. Wird eine freie Übung gewählt, wird gleichzeitig die intermuskuläre Koordination trainiert.

▶ **Die Frequenzierung**

Unter Frequenzierung versteht man die möglichst schnelle Befehlsübertragung vom Nerv zum Muskel. Sie ist stark genetisch bedingt (Muskelfaserzusammensetzung) und kann durch spezifisches Training optimiert werden. Dazu wählt man ein Gewicht, welches man ca. 20–25 x bewegen kann (bis zum Muskelversagen). Damit werden nur 6–9 Wiederholungen mit 3–5 Sätzen und 3–4 Minuten Pause maximal schnell durchgeführt.

1.4 Ursprung und Ansatz

Jeder Muskel geht an beiden Enden in eine Sehne über. Die Sehne, die näher an der Körpermitte liegt, nennt man Ursprungssehne, die weiter entfernte Sehne ist die Ansatzsehne. Bei mehrköpfigen Muskeln gibt es für jeden Kopf eine Ursprungssehne; alle Ursprungssehnen gehen in eine gemeinsame Ansatzsehne über (Beispiele: M. biceps brachii, M. quadriceps femoris). Bei Muskeln, die sehr nahe an der Körpermitte liegen, liegt der Ursprung kopfwärts (kranial), der Ansatz fußwärts (kaudal). Die Sehne ist das Verbindungsstück zwischen Muskel und Knochen. Sie überträgt die Kraft (Spannung) der Muskeln auf den passiven Bewegungsapparat (Knochen und Gelenke). Durch den Zug der Sehne am Knochen entsteht zudem ein aufbauender Reiz für den Knochen, in dessen Folge die Knochendichte steigt. Deshalb ist Krafttraining so wichtig bei Osteoporose (Knochenschwund).

1.5 Muskeln und Gelenke

Skelettmuskeln ziehen über Gelenke und können sie so durch ihre Arbeit (Kontraktion) bewegen. Ein Muskel kann immer nur diejenigen Gelenke bewegen, über die er hinwegzieht. Ein eingelenkiger Muskel kann nur in einem Gelenk Bewegungen hervorrufen. Da es auch zwei- und dreigelenkige Muskeln gibt, ist es für den Trainer enorm wichtig, alle Funktionen der Muskulatur in jedem beteiligten Gelenk genau zu kennen. Die Abdominalmuskulatur (Bauchmuskulatur) z.B. zieht nicht über das Hüftgelenk und kann daher die Hüfte auch nicht bewegen. Werden nun die Beine im Stütz (s. S. 99 Beinheben) nach oben geführt (die Hüfte wird dabei gebeugt), so kann dies keine Bewegung sein, die die Bauchmuskulatur durchführen kann, sondern es sind die

Hüftbeugemuskeln, die diese Übung durchführen. Die Bauchmuskulatur hat dabei nur eine stabilisierende Aufgabe.

Die verschiedenen Funktionen in den jeweiligen Gelenken eines Muskels spielen auch beim Dehnen eine wichtige Rolle. Geht ein Muskel über zwei Gelenke, muss er auch über beide Gelenke gedehnt (auseinandergezogen) werden.

1.6 Agonist, Synergist und Antagonist

Um die Kräfte besser auf den passiven Bewegungsapparat und die Muskulatur zu verteilen und um bei einem Ausfall eines Muskels trotzdem noch bewegungsfähig zu sein, werden Bewegungen in den Gelenken nie von nur einem Muskel durchgeführt, sondern immer von mehreren. Der stärkste an der Bewegung beteiligte Muskel wird Agonist (Hauptmuskel) genannt. Alle Muskeln, die ihm dabei helfen, nennt man Synergisten (Helfermuskeln). Dies können ein oder auch mehrere Muskeln sein. Gleichzeitig müssen die Muskeln auf der gegenüberliegenden Seite, die exakt die entgegengesetzte Funktion haben, locker lassen, entspannen. Diese nennt man Antagonisten (Gegenspieler). Sie behalten natürlich eine gewisse Spannung, um das Gelenk zu sichern.

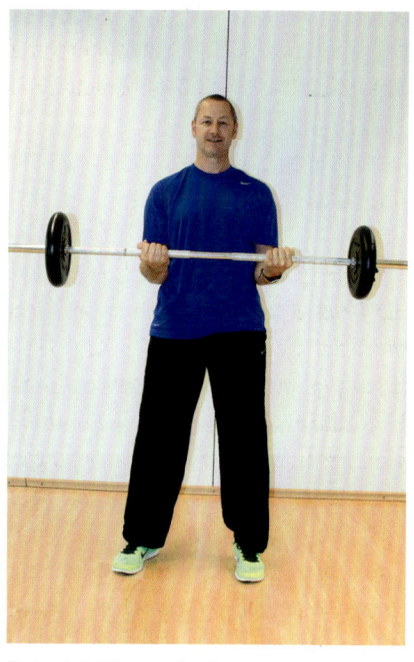

Beispiel: Biceps Curl

M. biceps brachii
M. brachialis } = Agonisten

M. brachioradialis = Synergist

M. triceps brachii
M. anconaeus } = Antagonisten

Je besser das Zusammenspiel der Muskeln funktioniert, desto höhere

Kraftwerte können erzielt werden. Dieses Zusammenspiel wird auch als **intermuskuläre Koordination** bezeichnet (s. S. 10). Ein hypertoner Antagonist, also ein Gegenspieler, der zumacht und verspannt ist, hemmt demnach die Kraftentwicklung der Agonisten und Synergisten!

1.7 Optimale Vordehnung *

Ein Muskel arbeitet nur dann wirklich effektiv, wenn er vor der Kraftausübung (Kontraktion) in eine optimale, funktionelle Vordehnung gebracht wird. Im Sport lässt sich dies sehr gut beobachten, wenn ein Speerwerfer vor dem Abwurf seinen Arm weit nach hinten führt oder ein Fußballer beim Schuss das Bein nach hinten schwingt, ehe er den Ball spielt. Eine gute Vordehnung hat durch einen längeren Beschleunigungsweg immer eine größere Kraftentwicklung zur Folge und bedeutet für das Training eine bessere Effektivität. **Im Training sollte man immer auf eine optimale Vordehnung achten!** Wird eine Bewegung aus einer optimalen Vordehnung bis zum Bewegungsmaximum durchgeführt, so nennt man dies **maximale ROM (Range of Motion)**, also maximale Bewegungsamplitude. Diese ist nicht nur von Bedeutung, wenn möglichst effektiv trainiert werden

soll, sondern ist auch für die biopositiven Adaptionen des hyalinen Gelenkknorpels von entscheidender Bedeutung, da sich der Knorpel nur dort anpassen kann, wo er auch belastet wurde. Gleiches gilt für Sehnen und Bänder. Ist die Vordehnungsposition jedoch zu belastend für die Gelenke oder die Wirbelsäule, so verzichtet man auf die optimale Vordehnung zugunsten der Gesundheit des Sportlers. Im Hochleistungssport ist dies leider häufig nicht möglich (Beispiel: tiefe Kniebeuge beim Gewichtheben)!

1.8 Aktive Insuffizienz *ist eine nicht optimale Vordehnung bei zweigelenkigen Muskeln.*

Eine aktive Insuffizienz besteht, wenn ein zweigelenkiger Muskel in mindestens einem Gelenk nicht optimal vorgedehnt ist. Es kann zu Ausweichbewegungen kommen und manchmal zu Krämpfen führen, sodass der Muskel nicht optimal trainiert werden kann.

Es soll immer darauf geachtet werden, ob eine aktive Insuffizienz vorliegt! Eine aktive Insuffizienz kann man sich beim Training aber auch zunutze machen. Um die tief liegende Wadenmuskulatur (M. soleus) besser zu erreichen, beugt man im Training die Beine, sodass der M. gastrocnemius, der stärker als der M. soleus ist,

während dem Sport Bewegungsaktion

Übungen mit und ohne aktive Insuffizienz

Muskel	Übung mit aktiver Insuffizienz	Übung ohne aktive Insuffizienz
▶ Mm. ischiocrurales	Beinbeugen liegend	Beinbeugen stehend vorgebeugt
▶ M. rectus femoris	Beinstrecken sitzend	Beinstrecken stehend oder liegend
▶ M. gastrocnemius	Wadenheben sitzend	Wadenheben stehend
▶ M. gracilis	Adduktorenmaschine	Adduktion am Kabelzug

durch eine aktive Insuffizienz geschwächt wird. Dadurch wird der M. soleus dominant trainiert. Die Übung „Wadenheben sitzend" trainiert dominant den M. soleus, da hier das Knie gebeugt und der M. gastrocnemius als Beinbeuger schon angenähert ist. Die Übung „Wadenheben stehend" trainiert dominant den M. gastrocnemius.

1.9 Drehachsen

Ein Gelenk verfügt prinzipiell über sechs verschiedene Bewegungsmöglichkeiten. Je nach Aufbau des Gelenks kann es allerdings sein, dass nicht alle Bewegungen durchgeführt werden können.

Die Adduktions-/Abduktionsachse
- Adduktion (Heranführen eines Armes oder eines Beines)
- Abduktion (Abspreizen oder Wegführen eines Armes oder Beines)

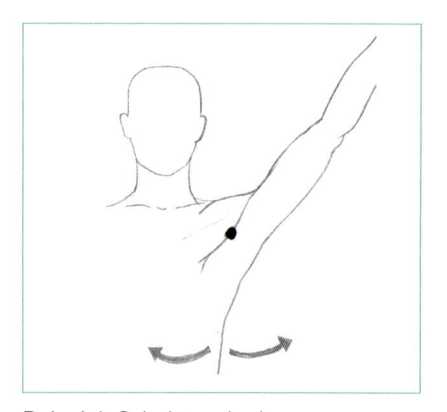

Beispiel: Schultergelenk

Bewegungsmöglichkeiten von Gelenken

Adduktion/Abduktion	Drehachse geht von vorne durch das Gelenk
Flexion/Extension	Drehachse geht von der Seite durch das Gelenk
Anteversion/Retroversion	Drehachse geht von der Seite durch das Gelenk
Außenrotation/Innenrotation	Drehachse geht von oben durch das Gelenk
Pronation/Supination	Drehachse geht von oben durch das Gelenk

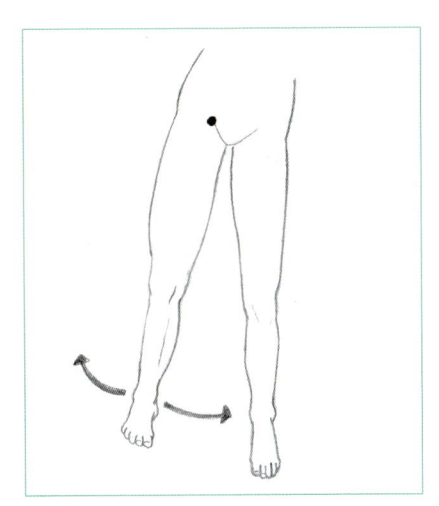

Beispiel: Hüftgelenk

Die Flexions-/Extensionsachse
- Flexion (Beugung), Extension (Streckung)

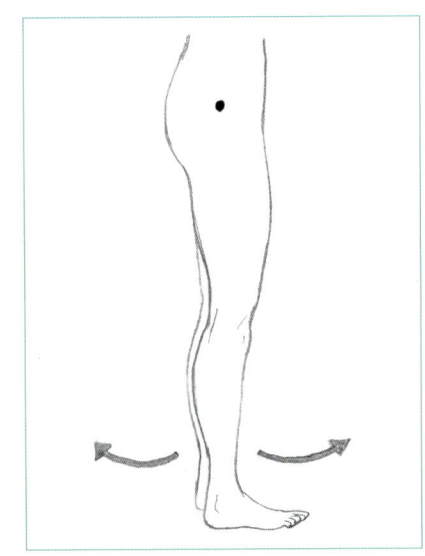

Beispiel: Hüftgelenk

Die Anteversions-/Retroversionsachse

Diese Achse geht ebenfalls seitlich durch das Gelenk. Die Begriffe Anteversion und Retroversion werden üblicherweise bei dem Schultergelenk verwendet.
- Anteversion = Nach-vorne-Führen des Armes
- Retroversion = Nach-hinten-Führen des Armes

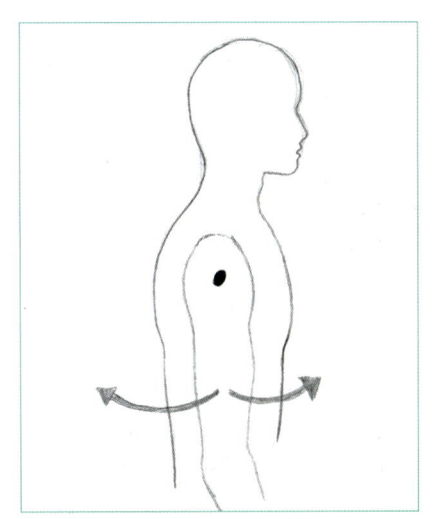

Beispiel: Schultergelenk

Die Außen-/Innenrotationsachse
- Außenrotation (beim Arm: Daumen zeigen nach außen, beim Fuß: Fußspitzen zeigen nach außen)
- Innenrotation (beim Arm: Daumen zeigen nach innen, beim Fuß: Fußspitzen zeigen nach innen)

1 Aspekte der Muskulatur

Supinations-/Pronationsachse (bezieht sich nur auf das Ellenbogen- und das Fußgelenk)

Die Supination ist eine Außenrotation, die Pronation ist eine Innenrotation.

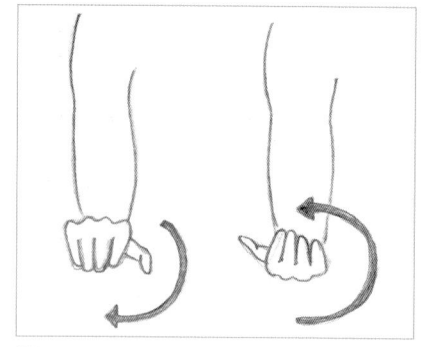

Außenrotation im Schultergelenk

Ellenbogengelenk
(links: Pronation; rechts: Supination)

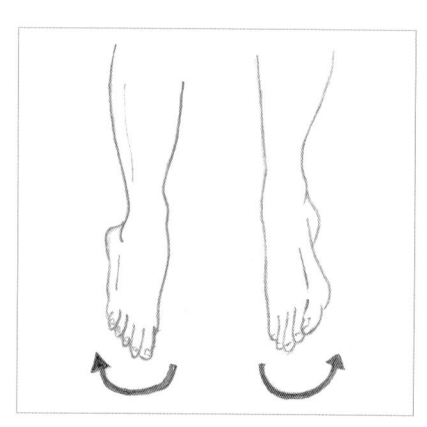

Innenrotation im Hüftgelenk

Sprunggelenk
(links: Pronation – rechts: Supination)

Welche Funktion die jeweilige Muskulatur hat, hängt von ihrer Lage bezogen auf die Drehachse im Gelenk ab. Liegt ein Muskel, bezogen auf die Körpermitte, weiter außen als die Adduktions-/Abduktionsachse, also weiter lateral, so führt er eine Abduktion durch, liegt er näher zur Körpermitte, also weiter medial, so führt er eine Adduktion durch. Liegt ein Muskel vor der Flexions-/Extensionsachse, also ventral (bauchwärts), so führt er eine Flexion durch, liegt er hinter der Drehachse, also dorsal (hinten), so führt er eine Extension durch.

1.10 Muskelfaserzusammensetzung

Jeder Muskel besteht, vereinfacht dargestellt, aus drei unterschiedlichen Muskelfasertypen. Jeder Muskelfasertyp ist für eine bestimmte Form der Muskelarbeit prädestiniert.

Weiße Muskelfasern (FTG-Fasern = schnell zuckende glykolytische Fasern)

FTG-Fasern zeichnen sich durch folgende Eigenschaften aus:
- Schnell zuckende Fasern.
- Schnelle Befehlsübertragung vom Nerv zum Muskel (gute Frequenzierung).
- Ermüden schnell.
- Arbeiten ohne Sauerstoff (anaerob).
- Haben nur wenige oder kleine Mitochondrien, da die Energiebereitstellung im Zellplasma erfolgt.
- Haben viele Enzyme für den anaeroben Stoffwechsel.
- Arbeiten primär mit Kreatinphosphat und Kohlenhydraten (Glykogen).
- Sind ideal für Sprinter, Werfer und Sprungdisziplinen.

Beispiel: Schnellkraftsportler (Speerwurf, Sprint, Hochsprung, Basketball, Turnen, Gewichtheben, Kampfsport, Volleyball).

Intermediärfasern (Zwischentyp oder FTO-Fasern = schnell zuckende oxidative Fasern)

Intermediärfasern zeichnen sich durch folgende Eigenschaften aus:
- Eigentlich schnell zuckende Fasern.
- Können sowohl schnell als auch langsam arbeiten und durch Training verändert werden.
- Haben gute Bedingungen für die aerobe (mit Sauerstoff) und anaerobe (ohne Sauerstoff) Energiebereitstellung.
- Sind dadurch in ihrem Verhalten veränderbar.
- Werden sie nicht mehr speziell langsam oder schnell trainiert, kehren sie zu ihrem ursprünglichen Verhalten zurück

Rote Muskelfasern (ST-Fasern = langsam zuckende Fasern)

ST-Fasern zeichnen sich durch folgende Eigenschaften aus:
- Langsam zuckende Fasern (schlechte Frequenzierung).
- Werden optimal durchblutet (deshalb rot).
- Haben viele Mitochondrien (in ihnen findet die aerobe Energiebereitstellung statt).
- Haben viele aerobe Enzyme.
- Ermüden nur sehr langsam.
- Arbeiten mit Kohlenhydraten und Fetten.
- Ideal für Ausdauersportarten.

Beispiel: Ausdauersportler (Marathonlauf, Skilanglauf, Radfahren, Langstreckenschwimmen, Freizeitjoggen, Walken, Wandern).

Die Muskelfaserzusammensetzung ist genetisch festgelegt und kann nur bedingt (siehe Intermediärtyp) verändert werden. Inwieweit die FTG- und ST-Fasern verändert werden können, ist noch umstritten. Für das Training bedeutet dies: Im Gesundheitssport (etwa für Senioren und Einsteiger) eher langsam und kontrolliert arbeiten. Egal wie die genetische Disposition ist, der Gesundheitssportler benötigt kein Training für extrem schnelle Bewegungen im Alltag. Außerdem sollen die Übungen kontrolliert und mit hoher Qualität durchgeführt werden. Im Leistungssport kommt es auf die jeweilige Disziplin an. Bei Ausdauersportlern eher zügig, bei Schnellkraftsportlern schnell bis explosiv trainieren.

1.11 Die unterschiedlichen Arbeitsweisen der Muskulatur

Allgemein unterscheidet man die isotonische (gleichbleibende Spannung), die isokinetische (gleichbleibende Bewegungsgeschwindigkeit) und die auxotonische (Kraft und Länge verändern sich) Arbeitsweise. Die für uns wichtigste ist die **auxotonische** Arbeitsweise.

Sie ist für fast alle Sportarten und vor allem für den Alltag von Bedeutung.

Die auxotonische Arbeitsweise ist gekennzeichnet durch einen ständigen Wechsel von exzentrischer (nachgebender), isometrischer (haltender) und konzentrischer (überwindender) Aktivität (Gehen, Bücken, Joggen).

1.11.1 Exzentrische Arbeitsweise

Bei der exzentrischen Arbeitsweise gibt der Muskel einem Gewicht nach, er lässt es langsam gegen die Schwerkraft ab. Dabei entfernen sich Ursprung und Ansatz voneinander (der

Muskel wird länger), obwohl der Muskel Spannung hat und diese nur langsam (nachgebend) verringert. Ohne diese Arbeitsweise könnten wir keine Gegenstände kontrolliert auf dem Boden ablegen oder wir könnten uns nicht bücken oder hinlegen. Die exzentrische Phase ist koordinativ die schwierigste. Der Muskel kann dabei leicht zu zittern anfangen, da er einerseits auseinandergezogen wird, andererseits kontrahieren soll (arbeiten soll, sich zusammenziehen soll). Deshalb entsteht während der exzentrischen Arbeitsweise bei ungewohnten oder hohen Belastungen Muskelkater. Geht man 2 Stunden lang bergauf, ermüdet man zwar stark (hoher Energieverlust, hohe Pulswerte), wird aber kaum Gelenkprobleme und nur selten einen Muskelkater davontragen. Geht man am nächsten Tag den Berg wieder hinunter, hat man niedrigere Pulswerte, wird sich jedoch über Kniegelenksbeschwerden beklagen und einen starken Muskelkater davontragen. Für alle Menschen, vor allem für Senioren, ist es extrem wichtig, die exzentrische Phase betont zu trainieren, um den Alltag schmerzfrei bewältigen und die Gelenke aktiv stabilisieren zu können (Treppabgehen). Die exzentrische Muskelkraft nimmt im Alter sehr schnell ab, kann aber immer trainiert werden.

1.11.2 Isometrische Arbeitsweise

Bei der isometrischen Arbeitsweise findet keine Bewegung statt. Der Muskel bleibt in seiner Länge gleich, der Abstand zwischen Ansatz und Ursprung verändert sich nicht. Von außen ist keine Bewegung sichtbar (Halten einer Flasche, Halten einer Sprudelkiste). Die Spannung des Muskels entspricht genau der Größe des einwirkenden Widerstandes und ist abhängig vom Lastarm (Hebel). Die isometrische Arbeitsweise findet man immer am Umkehrpunkt zwischen der exzentrischen und der konzentrischen Kontraktion.

1.11.3 Konzentrische Arbeitsweise

Bei der konzentrischen Arbeitsweise wird der Widerstand eines Gegenstandes oder das eigene Körpergewicht überwunden. Die Spannung des Muskels steigt, da der Gegenstand gegen den Widerstand bewegt werden soll. Der Muskel verkürzt sich, Ansatz und Ursprung nähern sich an, z.B. beim Anheben einer Sprudelflasche, beim Hochkommen aus der Rückenlage usw.

Wichtig: Die Muskeln, die bei der konzentrischen Arbeitsweise das Gewicht überwinden, arbeiten auch in der exzentrischen Phase; sie ermöglichen das Ablassen des Gewichtes und bestimmen den gesamten Bewegungsablauf.

Beispiel: Beim Crunch erfolgt das Hochkommen (konzentrisch) über die Abdominalmuskulatur (Bauchmuskulatur), das Obenhalten (isometrisch) über die Abdominalmuskulatur und das Wiederablegen (exzentrisch) durch Nachgeben der Abdominalmuskulatur (der Antagonist ist immer der Rückenstrecker).

Tipp: Die exzentrische Arbeitsweise im Training betonen, indem sie langsamer ausgeführt wird (2 Sekunden konzentrisch, 1 Sekunde isometrisch, 4 Sekunden exzentrisch).

1.12 Die Ausrüstung

Für die Übungen, die im Folgenden gezeigt werden, benötigt man klassische Geräte, die in jedem normal ausgestatteten Fitnessstudio vorhanden sind, und einige Kleingeräte.

Eines der wichtigsten Geräte für das Muskeltraining ist ein gut verstell-

Kleingeräte für das Muskeltraining

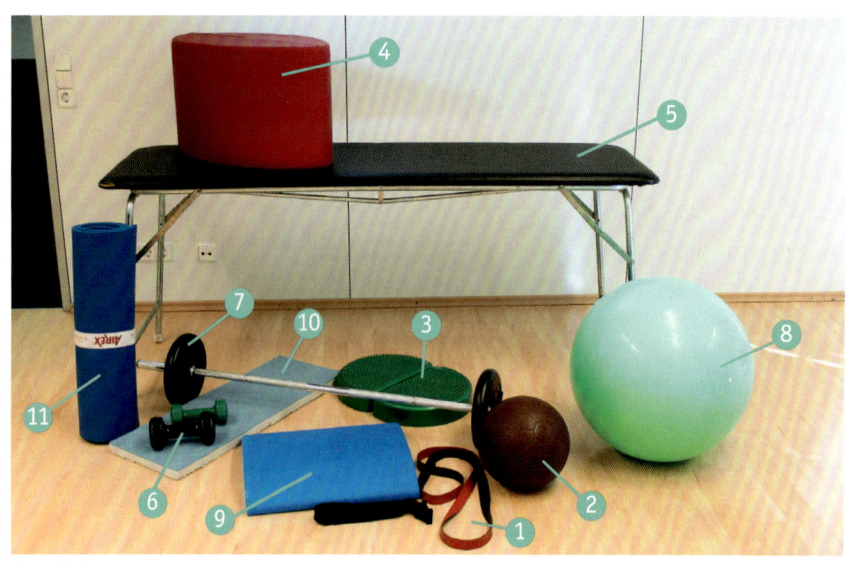

Ausrüstung
Deuserband (1); Medizinball (2); Aero-Step (3); Fitnessschnecke (4); Massagebank (5); Kurzhantel (6); Langhantel (7); Pezziball (8); Lordosekissen (9); weiche Erhöhung (10); Matte (11)

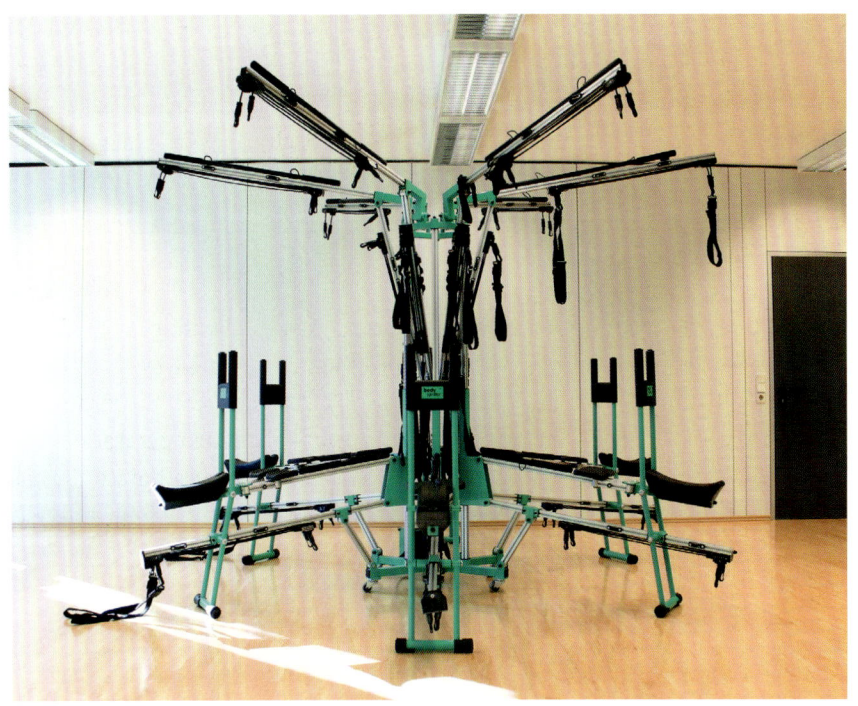

Bodyspider

barer Kabelzug. Er sollte in jedem Studio vorhanden sein, da man an ihm praktisch alle Übungen durchführen kann. Zudem ist der Kabelzug sehr gut mit anderen Hilfsmitteln kombinierbar. Im Gymnastikbereich oder im Verein wird stattdessen ein variabel einsetzbares Gerät, der Bodyspider, eingesetzt. Er funktioniert wie ein Kabelzug, verwendet jedoch statt der Gewichte einen Gummizug, der in der Stärke verstellt werden kann. Fortgeschrittene können auch mit zwei Zügen gleichzeitig trainieren. Der Vorteil des Bodyspiders liegt darin, dass mit ihm mehrere Personen gleichzeitig trainieren können und er nach dem Training zusammengeklappt und in die Ecke gestellt werden kann.

Alle Übungen, die am Kabelzug durchgeführt werden können, können auch am Bodyspider gemacht werden.

2 Lokale Stabilisatoren

Nach Hape Meier (Medizinische Trainingstherapie in der Praxis, 2007) zählen zu den lokalen Stabilisatoren der M. multifidi, der M. transversus abdominis, der Beckenboden und oben abschließend das Zwerchfell.

Der M. transversus abdominis und der Beckenboden lassen sich durch verschiedene Anweisungen aktivieren. Welche die geeignetste ist, muss jeder für sich entscheiden:

▶ Bauchnabel nach innen ziehen

Lokale Stabilisatoren:

- Mm. multifidi (tiefe Schicht des Rückenstreckers) *(mehrzahl)*
- M. transversus abdominis (querverlaufender Bauchmuskel)
- M. psoas major (Hüftbeuger)
- M. quadratus lumborum (Lendenmuskel)
- Beckenboden
- Zwerchfell

Nach Diemer/Sutor (Praxis der medizinischen Trainingstherapie, 2007) können noch die tiefen Schichten des M. psoas major und der M. quadratus lumborum dazugezählt werden. Die lokalen Stabilisatoren liegen drehachsennah und werden schon vor der Bewegung aktiviert, um segmental zu stabilisieren (feed-forward-Prinzip). Sie wirken bewegungsunabhängig und verlieren ihr Aktivierungsmuster bei chronischen Rückenschmerzen.

▶ Schambein und Bauchnabel zueinander bringen
▶ Imaginär den Reißverschluss zuziehen

Die natürliche Lordose sollte beibehalten werden, es findet keine Beckenaufrichtung statt.
Im Folgenden werden Positionen zum Einüben der Grundspannung über den M. transversus abdominis und den Beckenboden aufgezeigt:

- Rückenlage, der Kunde kann dabei seine natürliche individuelle Lordose mit der Hand erfühlen. Den Beckenboden anspannen und lösen. Die Übung mehrmals wiederholen.

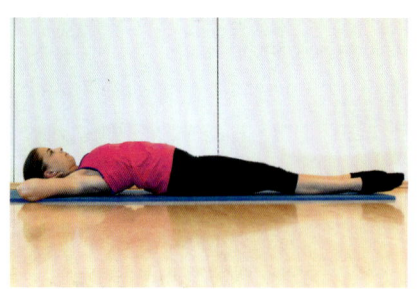

Körperwahrnehmungsübung für den Beckenboden und den M. transversus abdominis in Rückenlage

- Im Vierfüßlerstand die natürliche Lordose einnehmen und den Beckenboden anspannen. Ca. 10–15 Sekunden halten und wieder lösen. Die physiologische Lordose bleibt während der gesamten Übung erhalten.
- Erschwert führt man dieselbe Übung durch und hebt dabei die Beine an, die Knie kommen vom Boden weg, die Fußspitzen sind am Boden. Die Position 10–15 Sekunden halten. Die physiologische Lordose bleibt erhalten.
- Der nächste Schwierigkeitsgrad besteht darin, den Hebel etwas zu

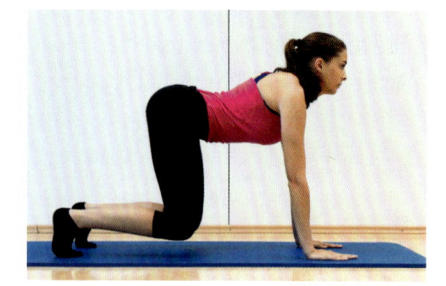

Anspannen des Beckenbodens und des M. transversus abdominis mit angehobenen Knien

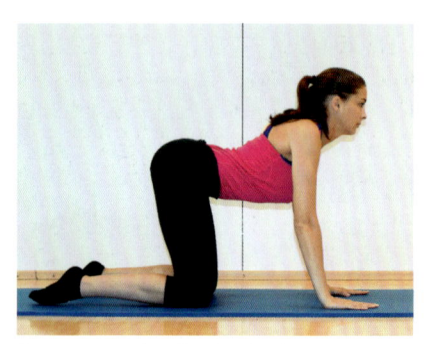

Anspannen des Beckenbodens und des M. transversus abdominis im Vierfüßlerstand

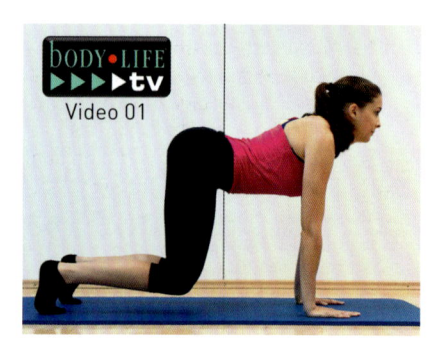

Video 01

Anspannen des Beckenbodens und des M. transversus abdominis dynamisch im Vierfüßlerstand

vergrößern, indem die Arme weiter von den Knien entfernt werden. Der Kunde kommt in eine immer weitere Hüftextension.
- Noch schwerer wird die Übung mit labilem Untergrund. Entweder die Beine auf eine labile Unterlage (Balance Pad, Aero-Step) oder die Arme in eine Schlinge (Sling Trainer, TRX) legen. Dabei wieder den Hebel verändern, indem die Arme leicht nach vorne oder auch nach außen wandern.
- Eine weitere Steigerung wäre eine komplette ventrale Kette (s.u.) mit natürlicher Lordose in Bewegung (dynamisch).

> **Tipp**
> - Die lokalen Stabilisatoren „scheinen" mit speziellen Trainingsgeräten trainiert werden zu können, wobei häufig der empirische Beweis noch fehlt. Wie z.B. mit Flexibar (wegen des Konterschwungs für Anfänger schwer realisierbar), XCO (reaktives Training) oder Pezziball.
> - Der M. transversus abdominis und der Beckenboden scheinen hinsichtlich ihrer Aktivierung gekoppelt zu sein.
> - Die tiefe Schicht des Rückenstreckers reagiert wahrscheinlich auf Rotationsbewegungen.
> - Bei schnellen Bewegungen werden die lokalen Stabilisatoren automatisch innerviert, was bedeutet, dass man mit Gesundheitssportlern ruhig auch schnelle Bewegungen durchführen kann, die aber ihrem koordinativem Niveau entsprechen sollten.
> - Die lokalen Stabilisatoren benötigen keine starken Reize. Sie sollten unter 25% der Maximalkraft liegen. Beispiel: Im Vierfüßlerstand rechtes Bein und linken Arm auseinander und zusammen wäre ein effektiver Reiz für die lokalen Stabilisatoren, der gleichzeitig relativ gering ist (unter 25%, s. o.). Die Bewegung kann anfangs sehr langsam und kontrolliert durchgeführt werden, später kann das Tempo bis zur maximalen Geschwindigkeit erhöht werden.

3 Globale Stabilisatoren

Zu den globalen Stabilisatoren zählen:
- M. obliquus externus abdominis,
- M. obliquus internus abdominis,
- M. rectus abdominis sowie
- die oberflächliche Schicht des M. erector spinae (Rückenstrecker).

Sie dienen der Stabilisation, sind etwas weiter entfernt von der Drehachse und werden bewegungsbezogen aktiviert.

Um die globalen Stabilisatoren zu trainieren, sollten die lokalen Stabilisatoren schon gut trainiert worden sein.

Des Weiteren zählt man noch den M. glutaeus maximus und den M. latissimus dorsi dazu, die diagonal die Latissimus-Glutaeus-Schlinge ergeben. Sowohl der M. glutaeus maximus, der M. latissimus dorsi, der M. quadratus lumborum, der M. erector spinae, der M. obliquus internus abdominis als auch der M. transversus abdominis verspannen die Fascia thoracolumbalis.

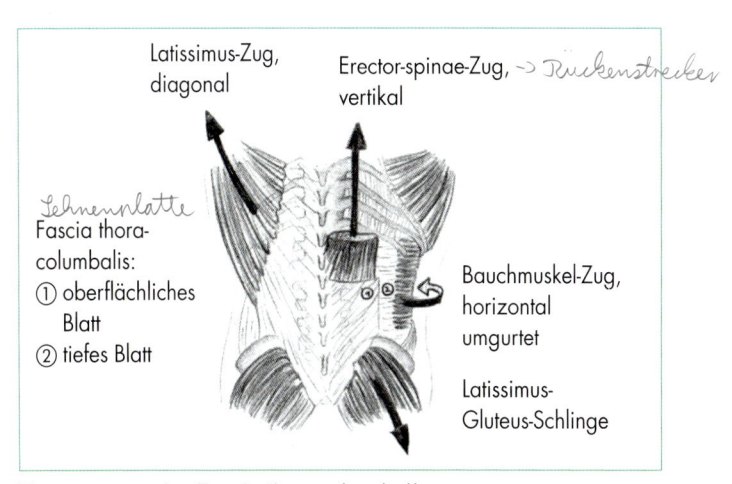

Verspannung der Fascia thoracolumbalis
(vgl. Axel Gottlob, Differenziertes Krafttraining, 2007)

4 Einführung in die Praxis

Das vorliegende Buch stellt viele Übungen für den Becken- und Lendenbereich vor. Dieser Bereich ist besonders wichtig, da mit einem starken Rumpf härter geworfen, gerannt oder gekämpft werden kann. Außerdem können alltägliche Arbeiten besser bewältigt werden (Anheben schwerer Gegenstände, Gartenarbeit, Spielen mit Kleinkindern usw.). Der gesamte Lendenwirbelsäulenbereich (LWS-Bereich) und die Hüfte werden besser fixiert und stabilisiert, was eine gute Prävention gegen Arthrosen und Rückenbeschwerden darstellt.

Ein Training für den Becken- und Lendenwirbelsäulenbereich sollte sowohl im Gesundheitssport als auch im Fitness- und Leistungssport dem jeweiligen Leistungsniveau des Klienten entsprechend angeboten werden. Dabei geht es nicht darum, eine Diskussion darüber zu führen, ob Schlingenübungen sinnvoller und effektiver sind als eingelenkige, isolierte Übungen. Es geht auch nicht darum, eine Rangliste der „besten" Übungen zu erstellen. Dies wäre ein relativ sinnloses Anliegen, da sowohl Schlingen- als auch isolierte Übungen ihren Sinn haben. Wenn das Ziel mit der gewählten Übung erreicht wird, dann war die Übungsauswahl richtig, denn der Kunde hat die von ihm gewünschten biopositiven Adaptationen (Anpassungen) erfahren. Ein Crunch macht z.B. bei einem Anfänger Sinn, der ein stärkeres Hohlkreuz hat. Er gewöhnt sich durch eine leichte Übung an das Training, die Trainingsbewegung wirkt dem Hohlkreuz entgegen, die LWS wird zum Boden gedrückt. Er gewinnt an Stabilität und wird schließlich auch relativ viele Wiederholungen schaffen. Für einen Fitnesssportler wäre diese Übung nicht optimal. Er würde niemals „ausbelastet" werden und die Übung wäre für seinen koordinativen Anspruch zu leicht. Vielleicht tendiert er zu einem Rundrücken und würde bei dieser Übung zusätzlich noch mehr in die „Rundung" arbeiten. Somit spielen bei der Übungsauswahl viele unterschiedliche Faktoren eine wesentliche Rolle:

- Was war in der Anamnese (Gesundheitsbefragung) auffällig (Beschwerden im Rücken, den Gelenken, Haltungsabweichungen usw.)? Hier erhalten wir Auskunft über die Belastbarkeit des Klienten. Ein Kunde mit Totalrundrücken sollte nicht dieselben Übungen durchführen wie etwa eine Kundin mit einer starken Hyperlordose (extremes Hohlkreuz).
- Wie ist der Trainingszustand des Klienten? Er sollte mit verschiedenen Tests ermittelt werden, die in diesem und den anderen Büchern dieser Reihe vorgestellt werden. So erkennen wir Stärken und Schwächen, Ungleichgewichte zwischen dem Agonisten und dem Antagonisten und wissen, wo wir umfangreicher und intensiver trainieren müssen.
- Ist der Kunde fortgeschritten oder Anfänger? Daraus ergibt sich der koordinative Anspruch an die auszuwählenden Übungen. Ein guter Sportler will keine Übungen durchführen, die auch ein Gesundheitssportler durchführen könnte – er will adäquat belastet und gefordert werden.
- Wofür trainiert der Kunde (Ziele)? Ein Gesundheitssportler benötigt seine Kraft für den Alltag. Die Übungen sollten also einen Transfer zum Alltag ermöglichen. Die Kniebeuge ist eine perfekte Übung, da sie eine rückenfreundliche Hebetechnik trainiert. Diese muss auch eine 80-jährige Frau üben, natürlich immer mit angemessener Belastung. Die Kniebeuge spart Zeit, da sie alle relevanten Beinmuskeln mit einer Übung trainiert. Ein Leistungssportler wird seine Beinmuskeln sowohl isoliert (z.B. Beinstrecken für den M. quadriceps femoris, um gezielt diesen Muskel zu verbessern) als auch in Schlingen (Kniebeuge als Vorbereitung für Sprünge und komplexe Bewegungen) trainieren. Der Beinstrecker ist dabei eine wichtige Übung, um den einzelnen Muskel zu „pushen" und ihn gestärkt in eine Schlingenübung zu integrieren. Isolierte Übungen sind genauso „funktionell" wie Schlingenübungen, wenn sie der Gesundheit des Kunden nicht schaden. Reduzieren wir also das Training nicht auf eine Art oder Methode des Trainings, sondern bleiben wir offen für alle Möglichkeiten und Variationen an Übungen, die es gibt! Es gibt für absolut jede Übung einen möglichen Abnehmer, für den diese Übung einen perfekten Reiz dar-

stellt und genau seinen individuellen Voraussetzungen entspricht.

Mir ist es ein besonderes Anliegen, ein Nachschlagewerk vorzulegen, welches es Ihnen leicht macht, möglichst schnell die geeignete Übung für den jeweiligen Kunden zu finden.

Aus diesem Grund sind alle Kräftigungsübungen hinsichtlich des **Schweregrades mit 1–5** (1 = sehr leicht, 2 = leicht, 3 = mittelschwer, 4 = schwer, 5 = extrem schwer) bewertet.

Die Einstufung berücksichtigt zwei Faktoren: den koordinativen Anspruch und den Anspruch an die Stabilisation. Außerdem erfolgt eine Einstufung, **für welchen Bereich die Übung geeignet ist.** PT steht für das Personal Fitness Training, S für das Fitnessstudio (Geräte) und G für den Gymnastik- oder den Group-Fitness-Bereich. Die Abkürzungen finden Sie immer hinter der jeweiligen Übung in Klammern.

Mit der Veränderung des Hebels (des Lastarmes) können die Übungen erschwert oder erleichtert werden. Wird eine ventrale Kette auf den Knien durchgeführt, ist sie leichter, werden die Beine gestreckt und die Zehen am Boden gehalten, vergrößert sich der Hebel und die Übung wird schwerer. Viele Übungen können durch einen Aero-Step, eine doppelte Airex-Matte oder ein Balance Pad erschwert werden. Die instabile Unterlage führt dazu, dass sowohl das Gleichgewicht verbessert wird als auch die aktive Gelenkstabilisation. Dieses sensomotorische Training sollte wohldosiert angewendet werden und dem Leistungsniveau des Kunden entsprechen.

5 Die Abdominalmuskulatur

Die Abdominalmuskulatur (Bauchmuskulatur) unterteilt sich in vier Muskeln, die immer funktionell zusammenarbeiten. Man unterscheidet den geraden Bauchmuskel **(M. rectus abdominis)**, den äußeren schrägen Bauchmuskel **(M. obliquus externus abdominis)**, den inneren schrägen Bauchmuskel **(M. obliquus internus abdominis)** und den querverlaufenden Bauchmuskel **(M. transversus abdominis)**.

5.1 M. rectus abdominis

Bauch

Der M. rectus abdominis ist der gerade Bauchmuskel, er verläuft von den Rippen zum Schambein.

Ursprung: Außenfläche des 5.–7. Rippenknorpels
Ansatz: Tuberculum pubicum (Schambeinhöcker)

Funktionen:
- Flexion der Wirbelsäule,
- Lateralflexion der Wirbelsäule,
- globaler Stabilisator,

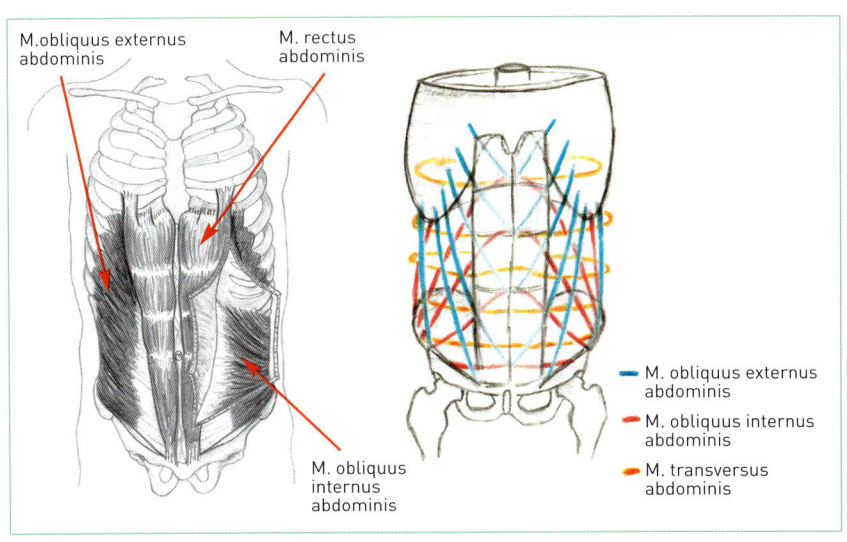

a) Abdominalmuskulatur im Überblick, b) Muskulatur schematisch dargestellt

- Schutz der inneren Organe (Fußball, Kampfsport).

Bei fixiertem Becken bewegt sich der Thorax (Brustkorb) in Richtung Becken, bei fixiertem Thorax bewegt sich das Becken in Richtung Thorax.

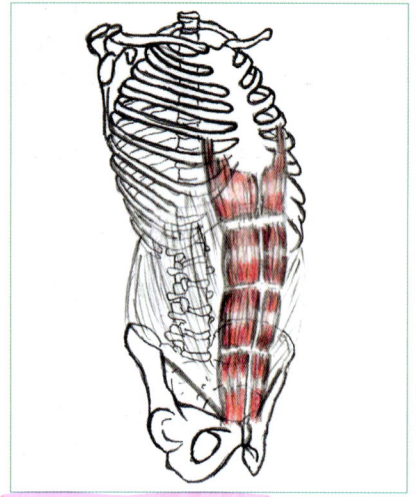

M. rectus abdominis (rot)

5.2 M. obliquus externus abdominis

Der M. obliquus externus abdominis ist der äußere schräge Bauchmuskel. Er verläuft diagonal von den Rippen zum Darmbeinkamm und in die Linea alba.

Ursprung: Außenfläche der 5.–12. Rippe
Ansatz: Darmbeinkamm, Leistenband, Linea alba, Schambeinhöckerchen

Funktionen:
- Globaler Stabilisator.
- Bei beidseitiger Innervation unterstützt er den M. rectus abdominis bei der Flexion.
- Bei einseitiger Innervation kommt es zu einer Rotation der Wirbelsäule.
- Er führt die Lateralflexion (Seitbeugung) durch.
- Er senkt die Rippen und wirkt deshalb als Ausatemhilfsmuskel.
- Er stabilisiert zusammen mit dem M. obliquus internus abdominis und dem M. transversus abdominis maßgeblich die Lendenwirbelsäule.
- Er schützt die inneren Organe.

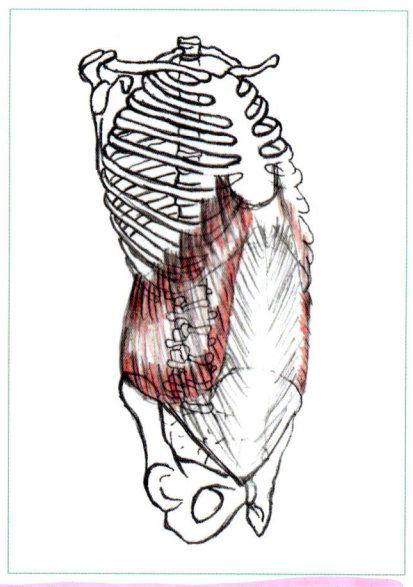

M. obliquus externus abdominis (rot)

5.3 M. obliquus internus abdominis

Der M. obliquus internus abdominis (innerer schräger Bauchmuskel) verläuft diagonal unter dem M. obliquus externus abdominis und kreuzt ihn.

Ursprung: Oberflächliches Blatt der fascia thoracolumbalis, Leistenband, Darmbeinkamm
Ansatz: 9.–12. Rippe

Funktionen:
▸ Globaler Stabilisator.

Der Muskel hat dieselben Funktionen wie der M. obliquus externus abdominis. Bei einer Rotation arbeitet immer der äußere Muskel der einen Seite mit dem inneren der Gegenseite zusammen, da beide den gleichen Faserverlauf haben. Der Muskel zieht wie der M. transversus abdominis in die Fascia thoracolumbalis und stabilisiert so die LWS.

5.4 M. transversus abdominis

Der M. transversus abdominis (querverlaufender Bauchmuskel) verläuft horizontal von der Lendenwirbelsäule zur Linea alba.

Ursprung: Innenfläche des 7. –12. Rippenknorpels, Fascia thoracolumbalis, Darmbeinkamm
Ansatz: Linea alba, Schambein

Funktionen:
▸ Lokaler Stabilisator.

Der Muskel ist bei allen Bauchübungen mit angespannt und hauptsäch-

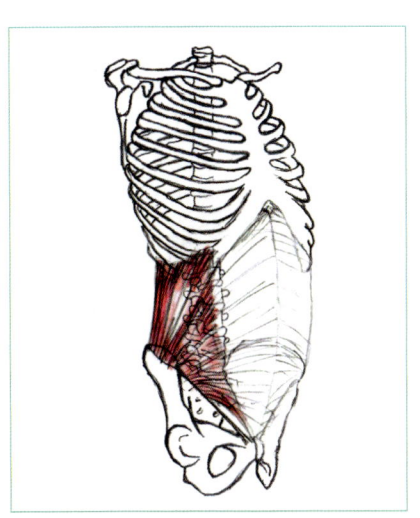

M. obliquus internus abdominis (rot)

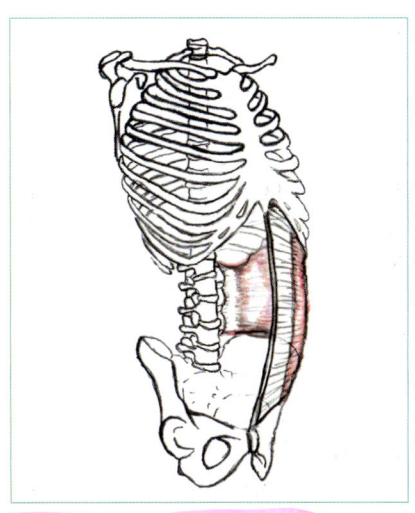

M. transversus abdominis (rot)

lich für die Bauchpresse und die Taillenformung zuständig. Man kann ihn sich wie ein Korsett vorstellen. Er stabilisiert über die Fascia thoracolumbalis den LWS-Bereich.

Zusammenfassung der Funktionen der Abdominalmuskulatur

- Flexion (Beugung) der Wirbelsäule.
- Rotation (Drehung) der Wirbelsäule.
- Lateralflexion (Seitbeugung) der Wirbelsäule.
- Stabilisation der Lendenwirbelsäule (über die Fascia thoracolumbalis), lokal und global.
- Ableitung ungünstiger Kräfte in der LWS.
- Bauchpresse (beim Tragen schwerer Gegenstände).
- Aufrichtung des Beckens, wirkt dadurch einer Hyperlordose entgegen.
- Ausatemhilfsmuskulatur.
- Schutz der inneren Organe (Boxen, Schuss beim Fußball).

Die Abdominalmuskulatur zieht nicht über das Hüftgelenk und kann daher das Hüftgelenk nicht bewegen. Bei Übungen wie dem Beinheben (s. S. 99) im Studio oder im Hang an der Reckstange, bei dem die Beine nach oben gezogen werden (s. S. 100), werden die Hüftbeuger trainiert, die die Bewegung durchführen. Die Abdominalmuskulatur hat primär stabilisierende Funktion. Es handelt sich folglich um Hüftbeugerübungen mit hoher Stabilisationskomponente für die Abdominalmuskulatur. Je freier Übungen sind (z.B. Kniebeugen, Klimmzüge, Adduktion am Kabelzug, Pull-over liegend), umso größer ist die stabilisierende Wirkung der Abdominalmuskulatur.

Die Bauchmuskulatur kann überdehnt und zu schwach (hypoton s.u.) sein, dann begünstigt sie die Hyperlordose. Sie kann aber auch passiv hyperton (s.u.) sein, dann begünstigt sie die Hypolordose. In beiden Fällen sollte sie regelmäßig gekräftigt werden.

Bei einer Hyperlordose bieten sich anfangs Übungen wie der Crunch an, bei dem der Oberkörper eingerollt wird, sodass die extreme Lordose automatisch Richtung Boden gedrückt wird. Bei einer Hypolordose, die meist kombiniert mit einer Hyperkyphose den Totalrundrücken ergibt, sollten nur selten Einrollbewegungen durchgeführt werden, da die Kunden dabei weiter verstärkt in die Hyperkyphose arbeiten. Um dem entgegenzuwirken, bieten sich ventrale Ketten und laterale Übungen (laterale Kette, Lateralflexion mit Kurzhantel usw.) an.

Hyperlordose	=	zu stark ausgeprägte Lordose (Abdominalmuskulatur überdehnt)
Hypolordose	=	zu schwach ausgeprägte Lordose (Abdominalmuskulatur passiv hyperton durch vieles Sitzen)
hyperton	=	zu starke Spannung (passiv oder aktiv), verkrampft, Muskel macht zu *Leute die kein Sport machen*
hypoton	=	zu geringe Spannung

Tipps für die Durchführung von Bauchmuskelübungen

- Der klassische Crunch dient als Grundübung, um ein Gefühl für die Bauchmuskulatur zu vermitteln. Außerdem ist er für Anfänger mit einer Hyperlordose gut geeignet, da die Lendenwirbelsäule automatisch auf den Boden gedrückt wird.
- Das Anstellen der Beine richtet das Becken auf, sodass es auf den Boden gedrückt wird. Durch aktives Drücken der Fersen zum Boden werden die „Ischios" (hintere Oberschenkelmuskulatur) aktiviert. Dies ist anfangs von Vorteil, da die Kunden stabil sind und nicht viel falsch machen können. Man verzichtet dabei jedoch auf eine bessere Vordehnung (maximaler ROM = größtmögliche Bewegungsamplitude).
- Anfangs kann der Nackenbereich entweder mit dem Abroller (im Studio) oder in der Gymnastik mit einer Hand oder einem Handtuch unterstützt werden. Die Ellenbogen zeigen nach außen (dürfen dabei nicht zu sehen sein), um eine optimale Thoraxöffnung zu gewährleisten. Nicht mit den Händen aktiv am Kopf ziehen.
- Die Übungen werden so aufgerichtet wie möglich durchgeführt (die Arme beim Crunch nicht überkreuzen und die Ellenbogen nicht nach vorne nehmen!). Anfangs die Arme an die Seite mit Handinnenflächen nach oben (Öffnung des Thorax).
- Im Gesundheitssport sollte bevorzugt langsam und gleichmäßig trainiert werden, um eine möglichst hohe Bewegungsqualität zu gewährleisten (2 – 1 – 4).
- Die exzentrische Phase betonen (langsamer durchführen).
- Ruhig und gleichmäßig atmen.
- Fortgeschrittene können den Crunch mit gestreckten Beinen durchführen.
- Die Füße bei einem Crunch nicht einklemmen, um ein Mithelfen der Beinmuskulatur zu unterbinden.
- Übungen für die ventrale Kette (vordere Kette) sind sehr alltagsrelevant und ideal bei einem Totalrundrücken, da man sich nicht einrollen muss.
- Bei ventralen Ketten den Bauchnabel zum Schambein ziehen, um den M. transversus abdominis und den Beckenboden mehr zu trainieren.
- Übungen im Stehen sind sehr sinnvoll, da man die Abdominalmuskulatur besonders in der Vertikalen benötigt (Sport oder Alltag).

Krafttests vermitteln dem Trainer einen ersten Eindruck von der Leistungsfähigkeit des Kunden und ermöglichen eine Einschätzung der Kraftverhältnisse in den unterschiedlichen Muskelgruppen. Für die Abdominalmuskulatur werden mehrere Tests durchgeführt, um die verschiedenen Funktionen dieser Muskelgruppe zu erfassen.

Statischer Krafttest für die Abdominalmuskulatur

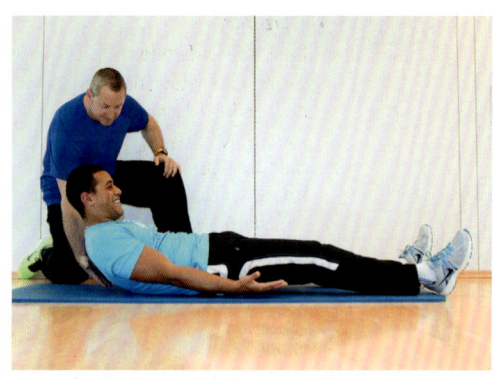

Statischer Crunchtest, Note 3

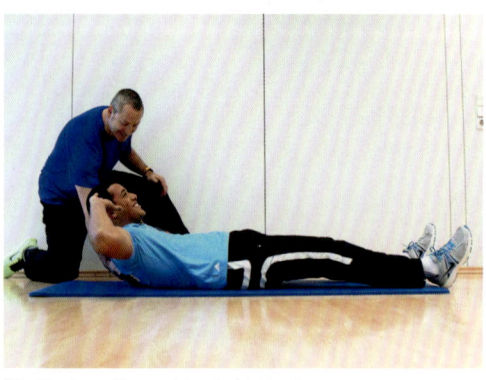

Statischer Crunchtest, Note 2

Anweisungen:
- Beine gestreckt.
- Arme anfangs außenrotiert am Körper, leicht angehoben, Handinnenflächen zeigen nach oben.
- Schulterblätter anheben, der Tester kontrolliert die Schulterblätter mit seiner Hand.
- Zwischen den 2 Durchgängen 10–20 Sekunden Pause einhalten.

Note 5 = Crunch mit Armen am Körper, Schulterblätter können nicht richtig abgehoben werden.

Note 4 = Crunch mit Armen am Körper, Schulterblätter können keine 2 x 30 Sek. gehalten werden.

Note 3 = Crunch mit Armen am Körper, außenrotiert 2 x 30 Sek. halten.

Note 2 = Crunch mit Händen an der Stirn, Ellbogen zeigen zur Seite, 2 x 30 Sek. halten.

Note 1 = Crunch mit über Kopf ausgestreckten Armen, Arme kommen nicht ins Gesichtsfeld, 2 x 30 Sek. halten.

Testziel: Messung der statischen Kraft des M. rectus abdominis, des M. obliquus externus abdominis und des M. obliquus internus abdominis.

Anwendungsbereich: Personal Fitness Training, Fitnessstudio, Gymnastik

Dynamischer Crunch-Test

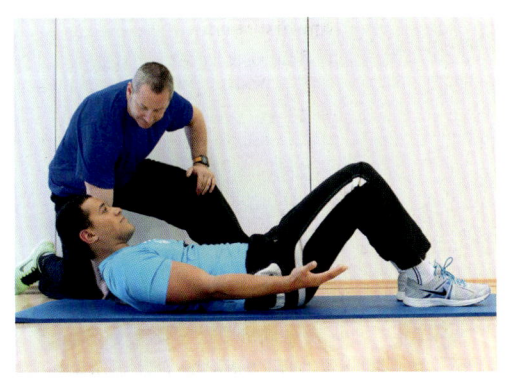

Ausgangsposition

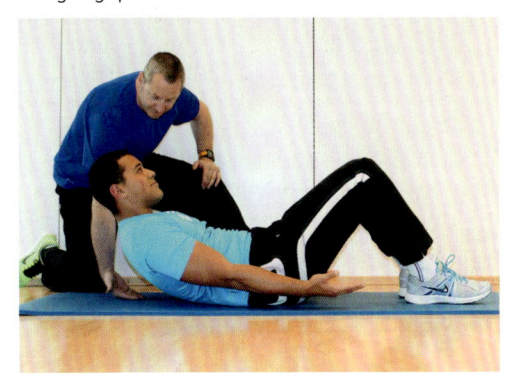

Endposition

Anweisungen:
- Die Beine aufstellen.
- Die Arme außenrotiert am Körper, leicht angehoben.
- Die Schulterblätter müssen immer abheben, der Tester kontrolliert dies mit seiner Hand.
- Langsam und kontrolliert arbeiten.
- Gezählt werden die korrekt durchgeführten Crunches.

Testziel: Messung der Kraftausdauer vor allem im M. rectus abdominis.

Normwert für den dynamischen Crunchtest			
Frauen	20 J.	40 J.	60 J.
Wiederholungen	20–25	15–20	10–15
Männer	20 J.	40 J.	60 J.
Wiederholungen	27–32	22–27	17–22

Video 02

Lateraler Kettentest

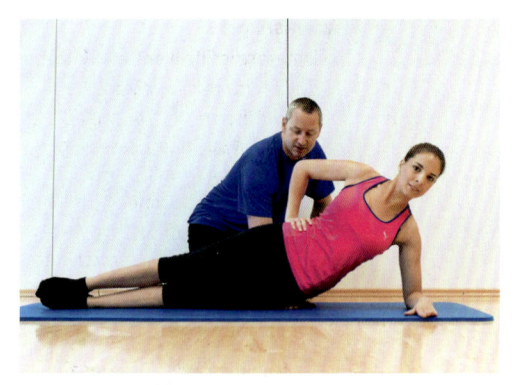

Ausgangsposition

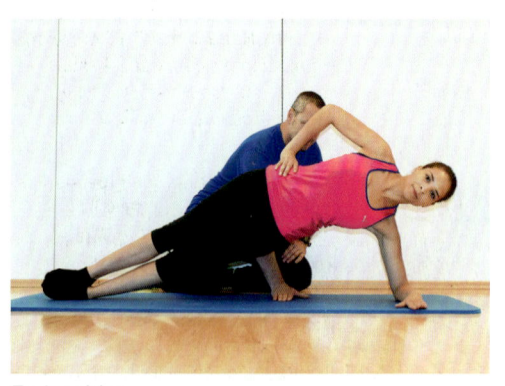

Endposition

Anweisungen:
- ▶ Seitlage.
- ▶ Beide Beine übereinander.
- ▶ Auf einem Arm abstützen, Ellenbogen unter der Schulter.
- ▶ Den anderen Arm in der Hüfte abstützen.
- ▶ Das Becken langsam absenken und wieder hochkommen, bis eine Linie im gesamten Köper entsteht.
- ▶ Der Tester legt eine Hand auf den Boden, der Kunde muss jedes Mal mit dem Becken die Hand berühren.

Testziel: Messung der seitlichen Stabilisationsfähigkeit (M. obliquus externus abdominis, M. obliquus internus abdominis, M. rectus abdominis, M. transversus abdominis, M. erector spinae, M. quadratus lumborum, seitliche Hüftmuskulatur).

Anwendungsbereich: alle, bei Rückenschmerzen evtl. weglassen

Normwert für den lateralen Kettentest			
Frauen	20 J.	40 J.	60 J.
Wiederholungen	14–18	10–14	6–10
Männer	20 J.	40 J.	60 J.
Wiederholungen	18–22	14–18	10–14

body•life ▶▶▶▶tv
Video 03

Ventraler Kettentest

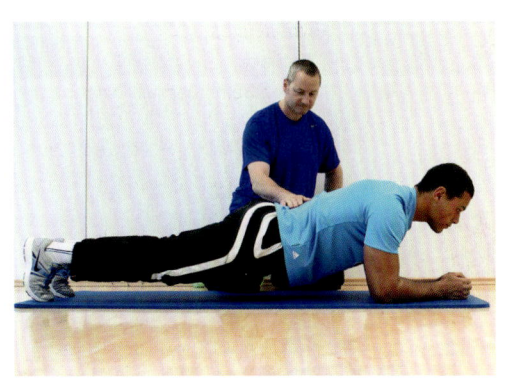

Ausgangsposition

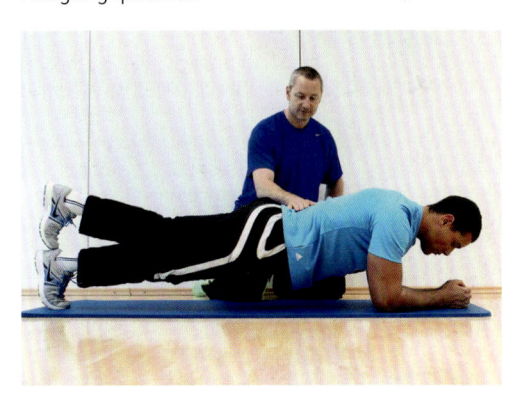

Endposition

Anweisungen:
- Unterarmstütz (ventrale Kette).
- Füße hüftbreit auseinander.
- Der Körper bildet eine Linie, die physiologische Lordose sollte sichtbar sein.
- Den Bauch anspannen.
- Im langsamen Tempo mit der linken Fußspitze auf die rechte Ferse tippen und anders herum.
- Abbruch, wenn der Körper nicht mehr in einer Linie gehalten werden kann oder das Gesäß nach oben oder unten geht.
- Der Tester legt zur Kontrolle seine Hand in den LWS-Bereich, so kann er jede kleine Veränderung des Beckens erspüren und gegebenenfalls den Test abbrechen.

Testziel: Messung der ventralen Stabilisationsfähigkeit (M. transversus abdominis, M. obliquus externus und M. obliquus internus abdominis, M. rectus abdominis, M. iliopsoas und alle synergistischen Hüftbeuger, vordere Schultermuskulatur und M. pectoralis major).

Anwendungsbereich: alle

Normwert für den ventralen Kettentest			
Frauen Wiederholungen	20 J. 40–50	40 J. 30–40	60 J. 20–30
Männer Wiederholungen	20 J. 55–65	40 J. 45–55	60 J. 35–45

Video 04

5.5 Übungen für die Abdominalmuskulatur

Um sich in dem Buch besser zurechtzufinden, gibt es für jede Übung eine Einstufung hinsichtlich des koordinativen und stabilisatorischen Schweregrades (von Grad 1 = leicht bis Grad 5 = sehr schwer und anspruchsvoll) und einen Hinweis, für welchen Bereich die Übung geeignet ist (PT für Personal Fitness Training, S für den Studiobereiche (Geräte), G für den Gymnastikbereich).

Es gibt eine Vielzahl von Übungen für die Abdominalmuskulatur. Jede Übung kann durch Hebelveränderungen erschwert oder erleichtert werden. Außerdem können viele Hilfsmittel integriert werden. Im weiteren Verlauf werden einige Variationen vorgestellt, die natürlich noch erweitert und verändert werden können.

Die nebenstehende Übung „Crunch mit aufgestellten Beinen" auf S. 43 dient als gute Einstiegsübung für Anfänger. Die aufgestellten Beine geben dem Kunden Stabilität, die LWS wird automatisch auf den Boden gedrückt, dadurch wird der maximale ROM nicht erreicht. Der Schweregrad der Übung lässt sich sehr einfach verändern. Sind die Arme außenrotiert am Körper, ist sie leicht, sind die Hände an der Stirn, wird sie durch den längeren Hebel etwas schwerer, sind die Arme nach hinten gestreckt (evtl. die Hände halten), wird sie deutlich schwerer.

So lässt sich anhand der Trainingslehre die perfekte Variante herausfinden, je nach Ziel des Kunden. Wirkung der unterschiedlichen Wiederholungszahlen auf den Körper:

1–5 Wiederholungen, 5–10 Sätze, 4–5 Minuten Pause, zügiges bis schnelles Tempo
▸ Verbesserung der intramuskulären Koordination,
▸ Muskelstraffung,
▸ Muskelhärte,
▸ Aktivierung der FTG-Fasern,
▸ Vergrößerung des Kreatinphosphatspeichers,
▸ Vermehrung der Kreatinphosphatenzyme.

6–20 Wiederholungen, 1–10 Sätze, 1,5–3 Minuten Pause, langsames Tempo (2 Sekunden konzentrisch – 1 Sekunde isometrisch – 4 Sekunden exzentrisch)
▸ Hypertrophie der Muskulatur,
▸ Vergrößerung des Glykogenspeichers,
▸ Vermehrung der jeweiligen Enzyme,
▸ Anpassung des passiven Bewegungsapparates; besonders die Knochendichte wird verbessert (ideal bei ca. 10 Wiederholungen),

- Aktivierung der ST- und FTO-Fasern.

20–30 Wiederholungen, 1–5 Sätze, 1–1,5 Minuten Pause, langsames Tempo (2 – 1 – 4)

- Kraftgewinn ohne oder nur mit geringer Massenzunahme,
- Verbesserung der Muskeldurchblutung,
- Bildung neuer Kapillaren im Muskel,
- verbesserte Nährstoffversorgung,
- Aktivierung der ST- und FTO-Fasern.

Bei jeder Crunchvariation arbeiten folgende Muskeln:

- M. rectus abdominis,
- M. obliquus externus abdominis,
- M. obliquus internus abdominis,
- M. transversus abdominis.

Crunch mit aufgestellten Beinen (Grad 1, S, G)

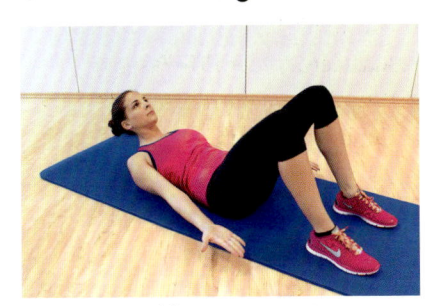

Ausgangsposition

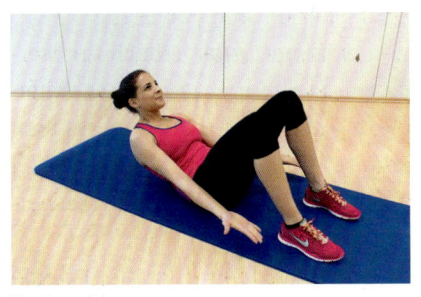

Endposition

Anweisungen:
- Rückenlage.
- Beine aufgestellt.
- Arme seitlich am Körper.
- Schulterblätter anheben, LWS bleibt am Boden.
- Blick zur Decke.
- Schulterblätter nicht ganz ablegen.

Variationen:
- Beim Hochkommen rotieren.
- Beine seitlich ablegen.
- Die Beine können auch im 90°-Winkel gehalten werden. Dadurch entsteht eine leichte Belastung der Hüftbeugemuskulatur (M. iliopsoas u.a.). Zusätzlich muss die Abdominalmuskulatur mehr Stabilisationsarbeit verrichten.
- Am Ende des Satzes oben bleiben und kurze, schnelle Bewegungen durchführen (Endkontraktionen).

Crunch mit Auftippen der Beine (Grad 1, S, G)

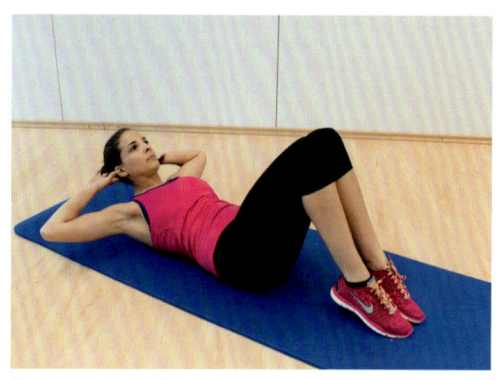

Ausgangsposition

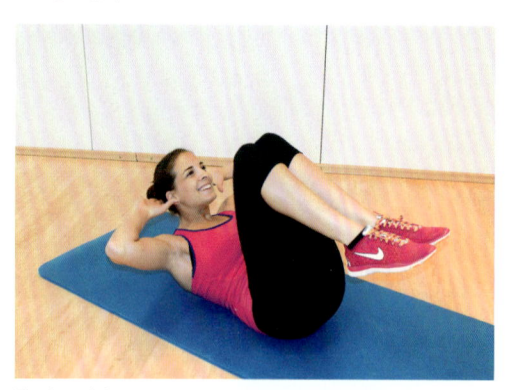

Endposition

Anweisungen:

▶ Es gelten die gleichen Anweisungen wie bei der Übung „Crunch mit aufgestellten Beinen".
▶ Beim Hochkommen werden gleichzeitig die Knie Richtung Brustkorb bewegt.
▶ Die Fußspitzen berühren in der exzentrischen Phase kurz den Boden.

Dadurch wird die Verkürzung des M. rectus abdominis vergrößert (größerer ROM) und es kommt zusätzlich zu einer leichten Belastung der Hüftbeuger (M. iliopsoas u.a.).

Video 05

Crunch mit aufgestellten und gegrätschten Beinen (Grad 1–2, S und G)

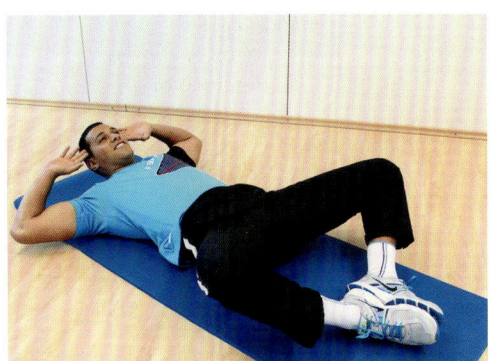

Anweisungen:
- Es gelten hier die gleichen Anweisungen wie beim „Crunch mit aufgestellten Beinen".

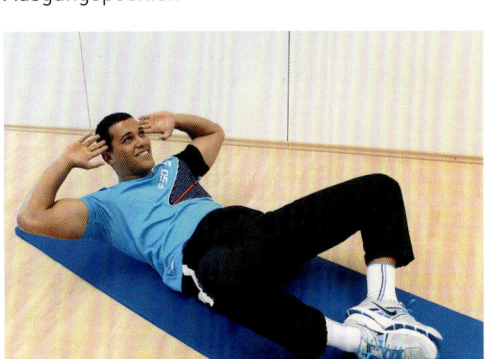

Ausgangsposition

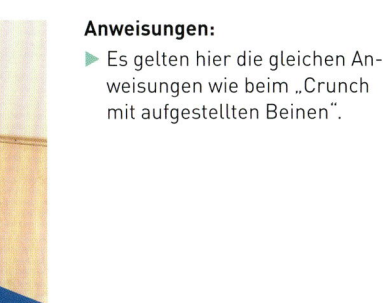

Endposition

Video 06

Crunch mit senkrechten Beinen (Grad 3, S, G)

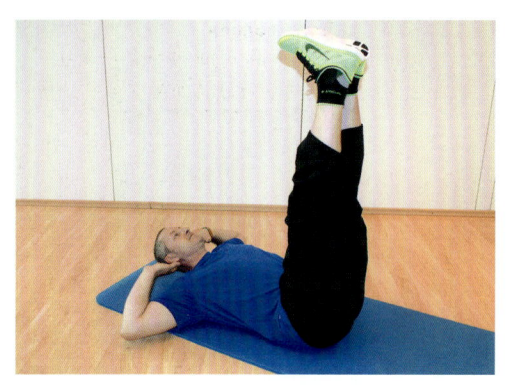

Ausgangsposition

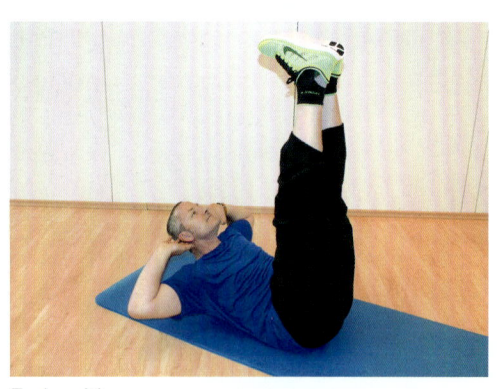

Endposition

Anweisungen:
- Es gelten die gleichen Anweisungen wie beim „Crunch mit aufgestellten Beinen".
- Man versucht, mit den Fingern so nah wie möglich an die Zehen zu kommen, ohne dabei die Beine zu bewegen.
- Den Blick auf die Zehen richten.
- Bei Nackenproblemen kann der Kopf mit einer Hand gehalten werden.
- Für die seitliche Bauchmuskulatur die linke Hand am rechten Bein und die rechte Hand am linken Bein außen vorbeischieben.

Variationen:
- Die Armhebel können je nach Schwierigkeitsgrad gewählt werden (Arme am Körper und außenrotiert = leicht, Hände seitlich an der Stirn und Ellenbogen außen lassen = mittel, Arme nach oben über den Kopf gestreckt = schwer).
- Am Ende des Satzes können Endkontraktionen durchgeführt werden.

Es sollte eine gute Beweglichkeit der Mm. ischiocrurales vorliegen (Beweglichkeit von 80–90°), damit die Beine problemlos in der Senkrechten gehalten werden können. Die Hüftbeuger (M. iliopsoas u.a.) müssen die Beine in der Senkrechten halten; je unbeweglicher der Kunde ist, umso größer wird die Belastung dieser Muskeln. Der M. iliopsoas zieht dann immer stärker an den Lendenbandscheiben, was bei Kunden mit Rückenproblemen problematisch ist.

Video 07

Crunch mit senkrechten, gegrätschten Beinen (Grad 3, S, G)

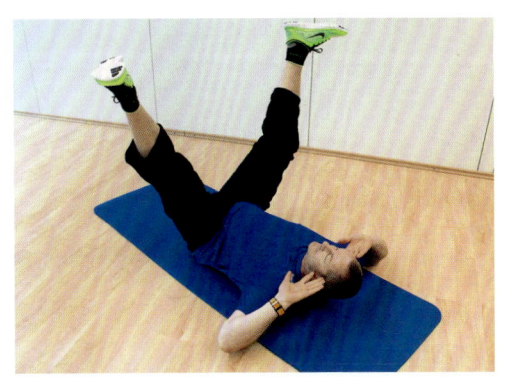

Anweisungen:
- Es gelten die gleichen Anweisungen wie beim „Crunch mit aufgestellten Beinen".

Ausgangsposition

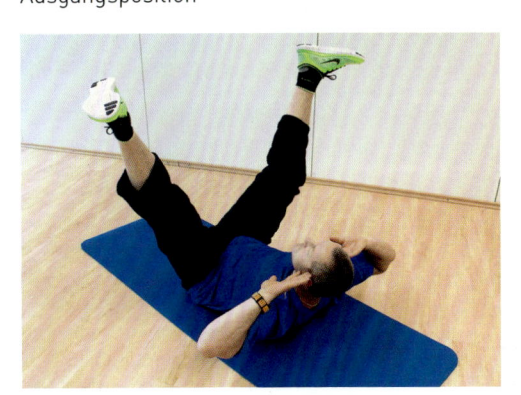

Endposition

Video 08

Crunch mit ausgestreckten Beinen (Grad 2, S, G)

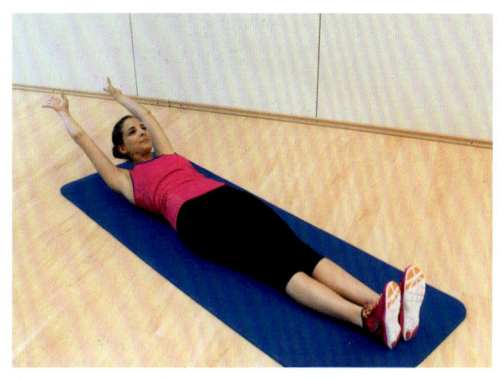

Ausgangsposition

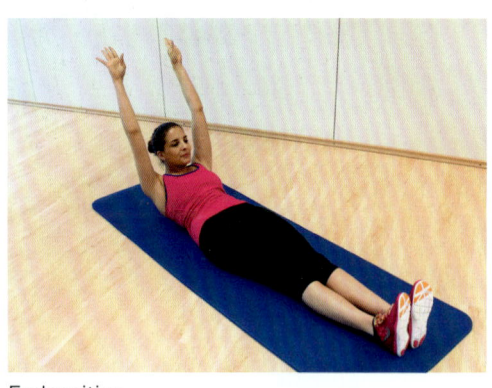

Endposition

Anweisungen:

- ▶ Es gelten die gleichen Anweisungen wie beim „Crunch mit aufgestellten Beinen".
- ▶ Es sollte aus der physiologischen Lordose heraus begonnen werden.
- ▶ Als erstes die LWS aktiv auf den Boden drücken.
- ▶ Dann die Schulterblätter anheben.
- ▶ In der exzentrischen Phase die Schulterblätter nicht ganz ablegen, kurz in die physiologische Lordose (bessere Vordehnung der Abdominalmuskulatur) gehen und wieder von vorne beginnen.
- ▶ Den Hebel dem Leistungsvermögen des Kunden anpassen.
- ▶ Am Ende des Satzes mit Endkontraktionen arbeiten.

Durch die ausgestreckten Beine verlängert sich der Arbeitsweg der Abdominalmuskulatur (größerer ROM), wodurch die Übung schwerer und effektiver wird. Um die Übung perfekt durchführen zu können, benötigt der Kunde ein gutes Körpergefühl.

Video 09

Crunch mit Lordosekissen (Grad 2–3, S, G)

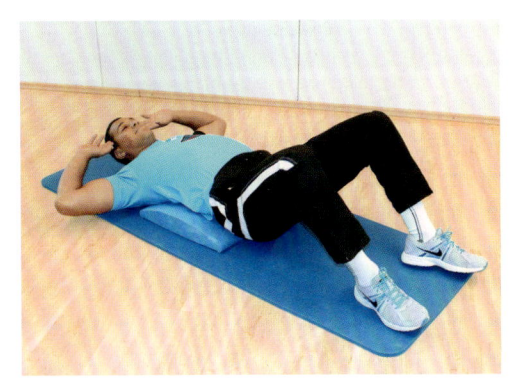

Ausgangsposition

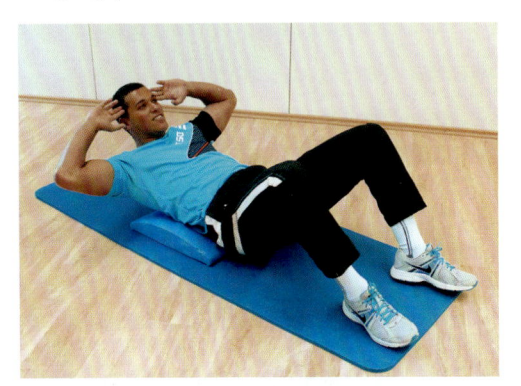

Endposition

Anweisungen:
- ▶ Es gelten die gleichen Anweisungen wie beim „Crunch mit aufgestellten Beinen".
- ▶ Es sind alle dort beschriebenen Varianten möglich.

Das Lordosekissen verlängert den Arbeitsweg für die Abdominalmuskulatur (größerer ROM), wodurch die Übung effektiver und schwerer wird. Manche Kunden empfinden die Übung mit dem Lordosekissen als unangenehm (Druck gegen die Dornfortsätze, unangenehme Lordoseposition u.a.); dann sollte auf ein Lordosekissen verzichtet werden. Bei allen Übungen ist darauf zu achten, dass man den Kunden nach seinem persönlichen Empfinden fragt, um gegebenenfalls eine andere Übung zu wählen.

Video 10

5 Die Abdominalmuskulatur

Crunch mit der Fitnessschnecke (Grad 3, S, G)

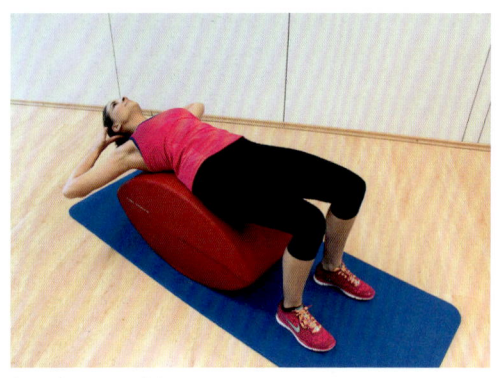

Ausgangsposition

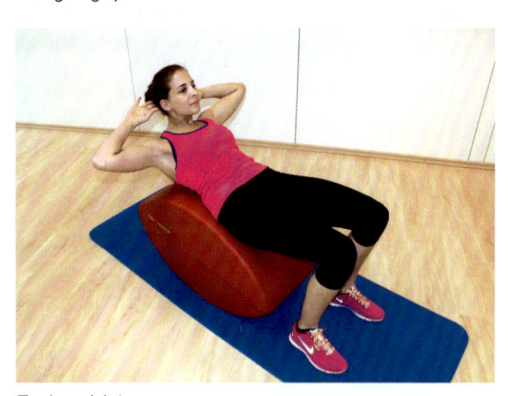

Endposition

Anweisungen:
- Mit dem Rücken auf die Fitnessschnecke legen.
- Beine auf dem Boden.
- Arme außenrotiert (Thoraxöffnung) oder mit den Händen seitlich am Kopf.
- Schulterblätter anheben und rotieren.

Variationen:
Ohne Rotation durchführen, um den Schwerpunkt auf den M. rectus abdominis zu legen.

Die Beine anheben, dadurch wird die Übung instabiler und man muss mehr ausgleichen, stabilisieren.

body•life tv
Video 11

Crunch am Bauchbrett/Negativ-Crunch (Grad 3, S und G)

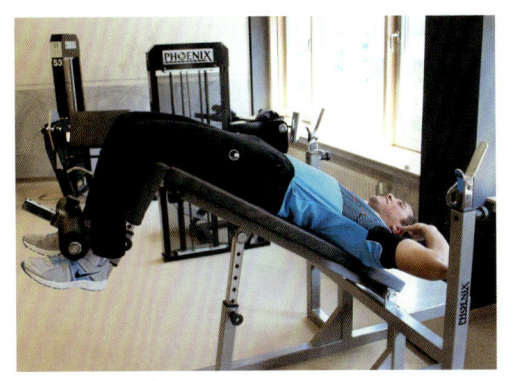

Ausgangsposition

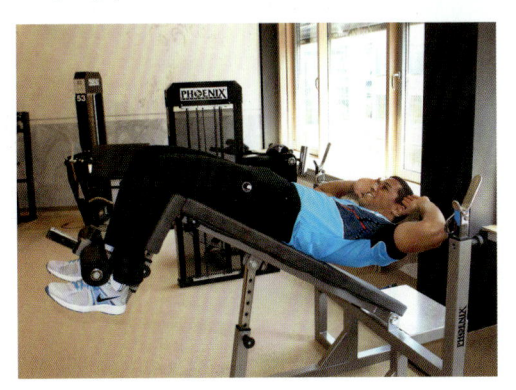

Endposition

Anweisungen:
- ▶ Es gelten die gleichen Anweisungen wie beim „Crunch mit aufgestellten Beinen".
- ▶ Die Beine werden unter dem Polster eingeklemmt.
- ▶ Die Übung kann mit allen Hebeln durchgeführt und so individuell auf den Kunden angepasst werden.
- ▶ Alternativ kann sie auch mit Lordosekissen durchgeführt werden.
- ▶ Mit gestreckten Armen und einem Medizinball in den Händen wird die Übung schwerer und motivierender.

5 Die Abdominalmuskulatur

Video 12

Crunch mit Fliegenden mit Kurzhantel einarmig (Grad 3–4, P, S und G)

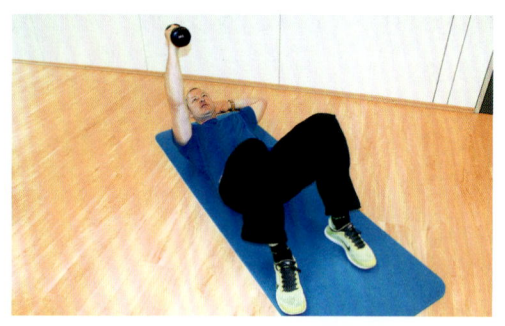

Ausgangsposition

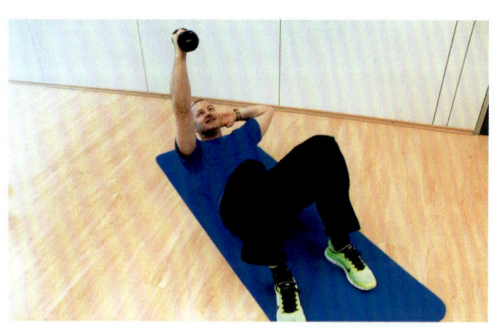

Zwischenposition

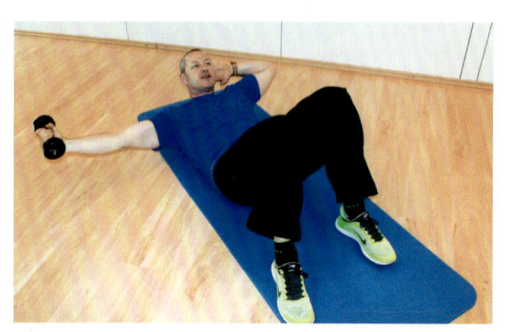

Endposition

Anweisungen:

- ▶ Es gelten die gleichen Anweisungen wie beim „Crunch mit aufgestellten Beinen".
- ▶ Beim Hochkommen wird der Arm bis kurz vor den Boden nach außen geführt.
- ▶ In der exzentrischen Phase kommt der Arm in die Senkrechte.
- ▶ Am Ende des Satzes bleibt der Arm kurz vor dem Boden, die Schulterblätter abgehoben. Es werden kurze, schnelle Bewegungen mit dem Arm ausgeführt.
- ▶ Der Kopf kann mit einer Hand gestützt werden.
- ▶ Alternativ mit zwei Kurzhanteln.

Wird mit einer Kurzhantel gearbeitet, kommt es zu einer rotatorischen Komponente; die Abdominalmuskulatur muss mehr stabilisieren und gegenhalten.

Video 13

Crunch mit Überzügen mit Kurzhantel
(Grad 4, PT, S, G)

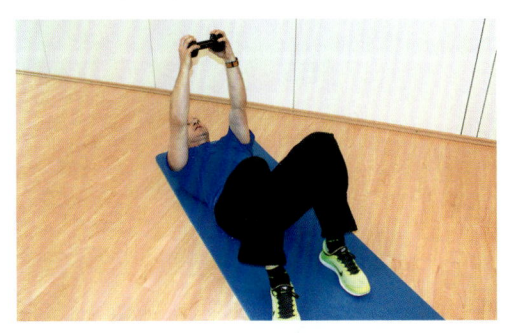

Ausgangsposition

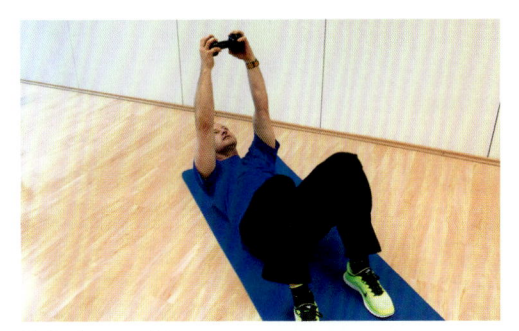

Zwischenposition

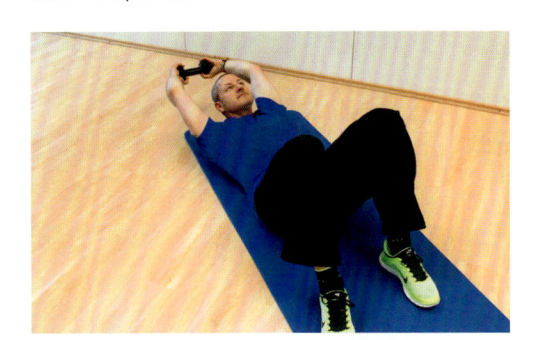

Endposition

Anweisungen:
- Es gelten die gleichen Anweisungen wie beim „Crunch mit aufgestellten Beinen".
- Beim Hochkommen wird der gestreckte Arm nach hinten geführt. Er sollte fast den Boden berühren.
- In der exzentrischen Phase kommt der Arm in die Senkrechte.
- Der Kopf kann mit einer Hand gestützt werden.
- Am Ende des Satzes bleibt der Arm hinten. Es werden schnelle Endkontraktionen kurz vor dem Boden durchgeführt.
- Dann bleibt der Arm ruhig gestreckt hinten und der Oberkörper führt die Endkontraktionen durch.
- Auch mit zwei Hanteln oder einer Langhantel durchführbar.

Variationen:
Crunch mit senkrechten Beinen mit eingeklemmter Kurzhantel zwischen den Beinen.
Crunch mit Bicepscurls/Hammercurls/Pronationscurls.

Video 14

Crunch mit dem Pezziball
(Grad 3, PT, S, G)

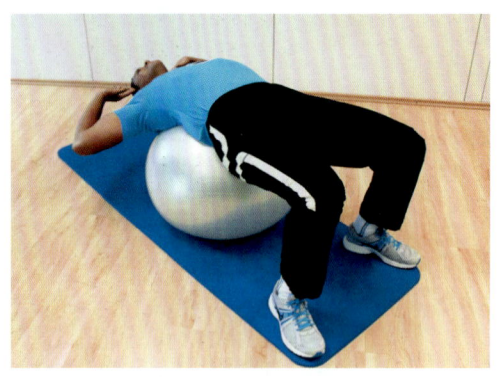

Ausgangsposition

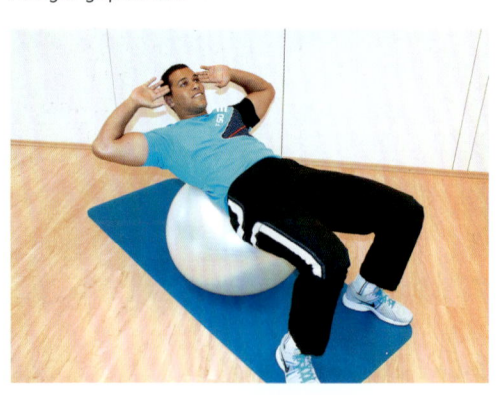

Endposition

Anweisungen:
- Rückenlage auf dem Pezziball.
- Beine etwa hüftbreit auseinander.
- Für einen größeren ROM den Oberkörper relativ weit nach hinten schieben.
- Für einen geringeren ROM (für viele Kunden angenehmer) den Pezziball weiter Richtung Kopf positionieren.
- Hände an der Stirn, Ellenbogen zeigen nach außen (Thoraxöffnung).
- Einrollen, Blick zur Decke.
- Um die schräge Bauchmuskulatur stärker zu aktivieren, eine Rotation durchführen.
- Soweit man sich gut fühlt, in der exzentrischen Phase in die Vordehnung gehen (maximaler ROM).

Variationen:
- Beine enger zusammen, sodass sich die Füße berühren.
- Ein Bein auf das andere legen.
- Beine gegen die Wand stützen.
- Nur ein Bein gegen die Wand stützen, das andere in der Luft halten.

BODY•LIFE tv
Video 15

Crunch mit dem Pezziball zwischen den senkrechten Beinen (Grad 3, PT, S, G)

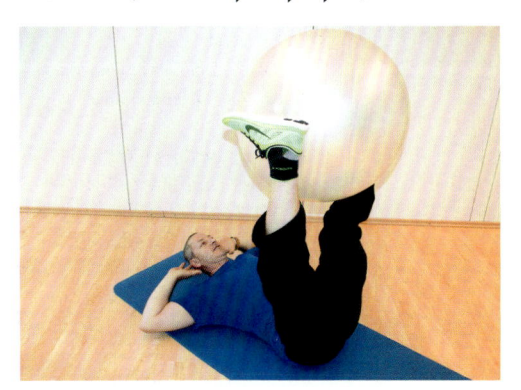

Ausgangsposition

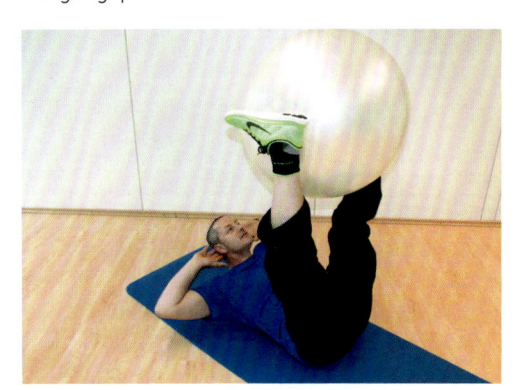

Endposition

Anweisungen:
- Es gelten die gleichen Anweisungen wie beim „Crunch mit aufgestellten Beinen".
- Die Beine werden senkrecht gehalten, über die Adduktoren wird der Ball eingeklemmt.

Variationen:
- Während der konzentrischen Phase werden die Beine zur Seite bewegt (soweit der Kunde sie halten kann).
- Während der konzentrischen Phase werden die Beine Richtung Rumpf, in der exzentrischen Phase wieder in die Ausgangslage gebracht.
- Während des Crunches werden die Beine gebeugt und gestreckt, die Oberschenkel stehen senkrecht.

5 Die Abdominalmuskulatur

Video 16

Crunch auf dem Pezziball mit Partner (Grad 3–4, PT, G)

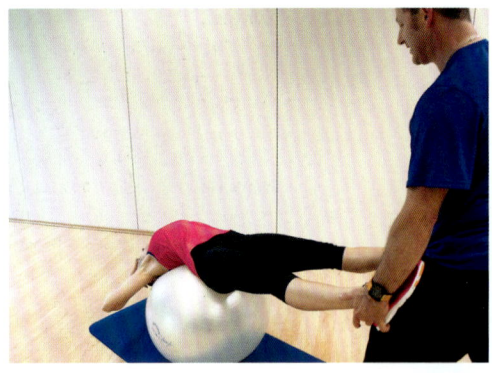

Ausgangsposition

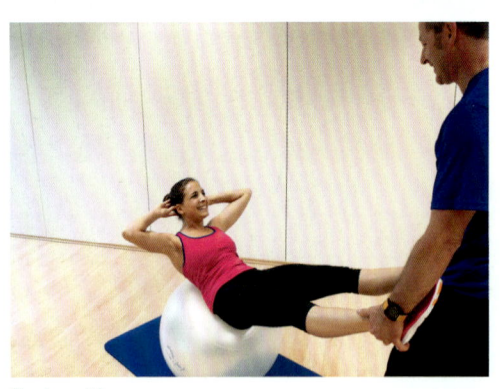

Endposition

Anweisungen:
- Rückenlage auf dem Pezziball.
- Bauch und Beckenboden anspannen.
- Der Partner greift die Beine des Trainierenden und hält ihn.
- Crunch durchführen und gleichzeitig stabilisieren.

Variationen:
- Der Partner kann die Beine bewegen und somit für mehr Instabilität sorgen.
- Der Partner kann eine Hand loslassen, der Trainierende muss sich stabilisieren.

Video 17

Crunch mit dem Abroller (Grad 1, S)

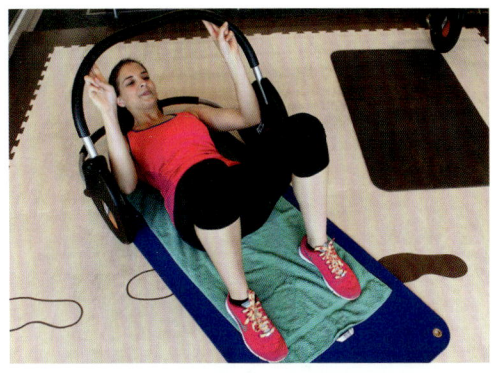

Ausgangsposition

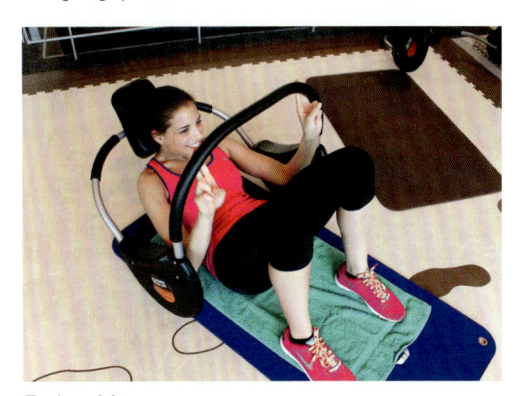

Endposition

Anweisungen:
- Es gelten die gleichen Anweisungen wie beim „Crunch mit aufgestellten Beinen".
- Die Beine können aufgestellt (leichter) sein oder gestreckt am Boden (schwerer) liegen.
- Der Kopf liegt während der Übung immer locker auf dem Polster.
- Die Ellenbogen werden nicht auf dem Polster abgelegt, sonst hilft man zu sehr mit den Armen.
- Nur jeweils zwei Finger fixieren den oberen Rahmen, damit die Arme nicht zu sehr beteiligt sind.

Video 18

Crunch mit dem Abroller (Grad 1, S)

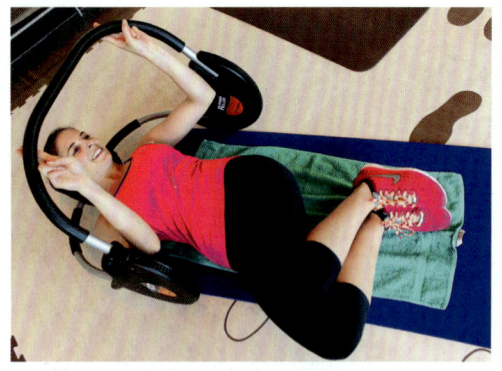

Ausgangsposition

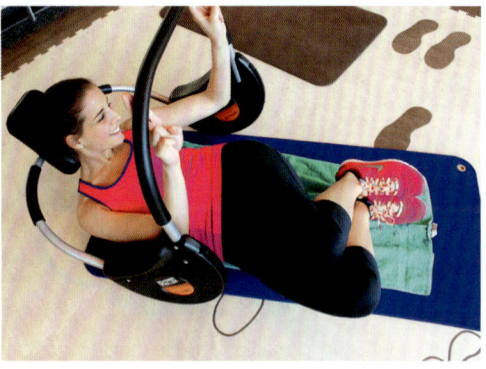

Endposition

Variationen:

▶ Die aufgestellten Beine zur Seite ablegen und den Crunch durchführen. Dies betont mehr die seitliche Abdominalmuskulatur.

Der Abroller ist sehr sinnvoll für Studios, da Anfänger mit ihm mehr Wiederholungen schaffen (für alle Kunden, die im Crunchtest schlecht abgeschnitten haben). Außerdem wird der oft verspannte Hals-Nacken-Bereich entlastet (siehe Ergebnis der Anamnese).

Video 19

Crunch an der Bauchbank (Grad 1–2, S)

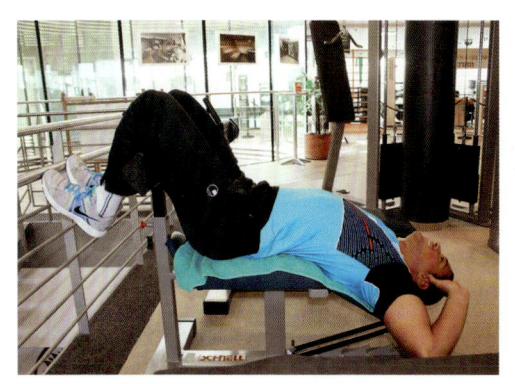

Ausgangsposition

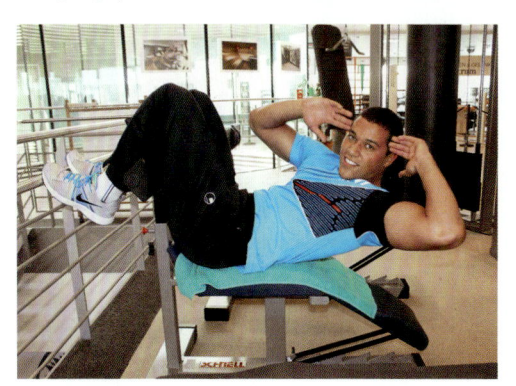

Endposition

Anweisungen:
- Es gelten die gleichen Anweisungen wie beim „Crunch mit aufgestellten Beinen".
- Die Beine werden abgelegt oder aufgestellt, dies gibt mehr Stabilität.
- Die LWS liegt genau über dem Lordosekissen.

Am Ende der Bewegung eine Rotation durchführen. Eine gute Bauchbank hat keine Polster, um die Füße einzuklemmen, da ansonsten die Beinmuskulatur mithilft. Im Idealfall (siehe Bild) befindet sich oberhalb des Lordosekissens ein Scharnier. Dadurch kann der obere Teil der Unterlage nach unten geklappt werden und der ROM vergrößert sich.

Video 20

Bauchmaschine
(Grad 1, S)

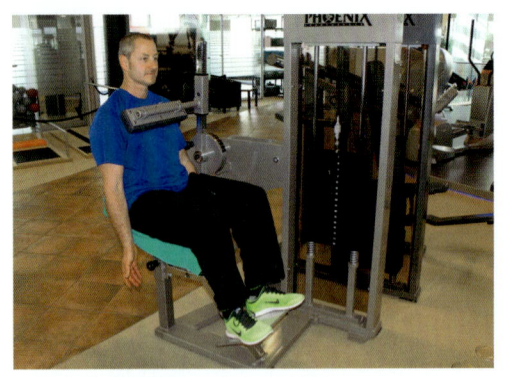

Ausgangsposition

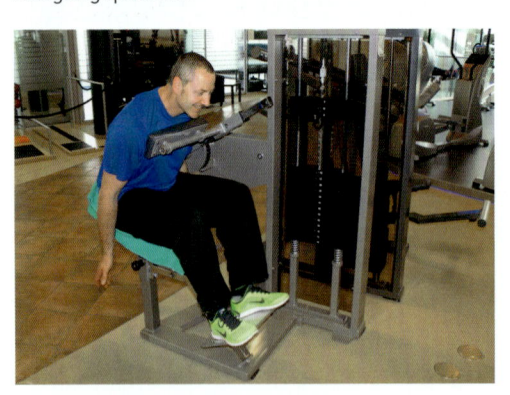

Endposition

Anweisungen:
- ▶ Sitzhöhe richtig einstellen, sodass das Lordosekissen perfekt in der LWS sitzt.
- ▶ Das obere Polster so einstellen, dass es fest oberhalb der Brust sitzt.
- ▶ Gewicht wählen.
- ▶ Beine auf die Platte stellen.
- ▶ Crunch durchführen, die Hände dürfen dabei nicht mithelfen.
- ▶ Maximalen ROM beachten.

Die Bauchmaschine ist ein geführter Crunch. Sie ermöglicht ein perfektes Dosieren des Widerstands durch das Einstellen der Gewichte. Der Einstieg ist für Ältere sehr angenehm und der Hals-Nacken-Bereich wird nicht belastet.

Video 21

Merkmale einer guten Bauchmaschine

- ▶ Es sollte eine Platte zum Abstellen der Füße vorhanden sein.
- ▶ Es sollte keine Vorrichtung zum Fixieren der Füße vorhanden sein (Polster).
- ▶ Es sollte ein Lordosekissen vorhanden sein (maximales ROM).
- ▶ Es sollte keine Bewegung in der Hüfte durchführbar sein.
- ▶ Die Hände sollten nicht fixiert sein, sie sollten nicht mithelfen.
- ▶ Das Polster sollte oberhalb der Brust fixiert werden können (Frauen).

Salam-Übung am Kabelzug (Grad 4–5, S)

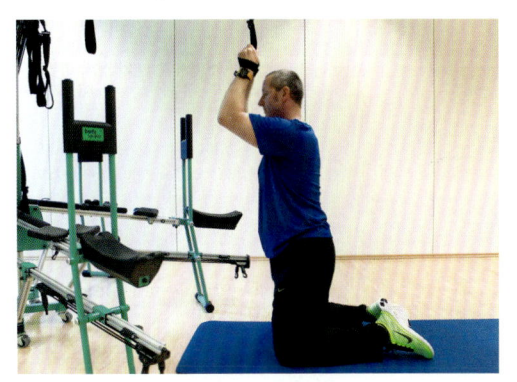

Ausgangsposition

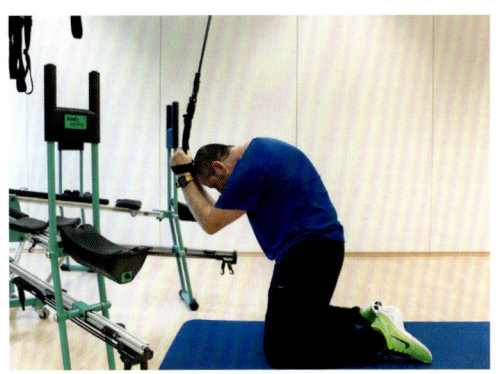

Endposition

Anweisungen:
- Der Kunde kniet vor dem Kabelzug/Bodyspider.
- Er greift die Schlaufen mit beiden Händen und fixiert seine Arme, die Hände sind an der Stirn.
- Der Oberkörper wird eingerollt, die Hüfte bleibt fixiert.

Variationen:
- Die Übung kann auch mit einer Rotation durchgeführt werden.

Die Salam-Übung erfordert ein gutes Körpergefühl und eine gut trainierte Abdominalmuskulatur. Sie sollte nur mit Fortgeschrittenen durchgeführt werden.

Video 22

Twister/Rotationsmaschine
(Grad 1–2, S)

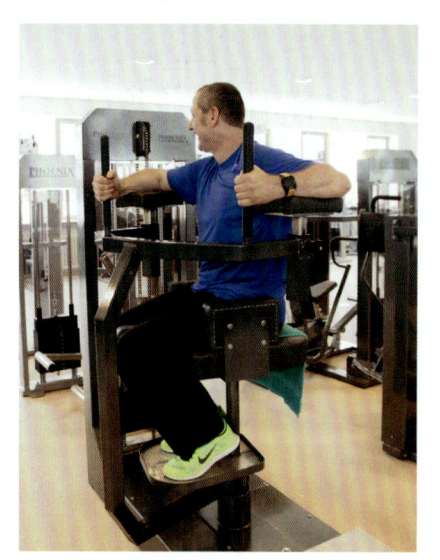

Ausgangsposition   Endposition

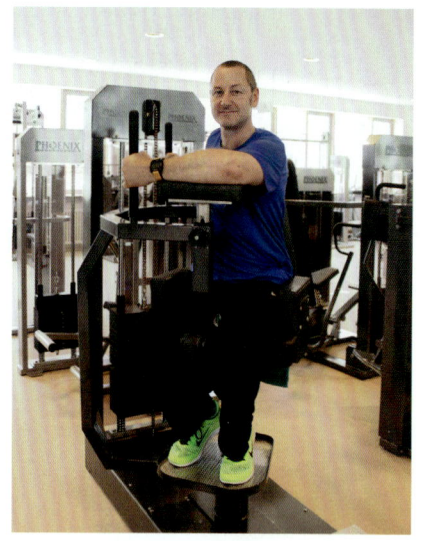

Anweisungen:
- In die Maschine setzen, das Becken ist fixiert.
- Den Bewegungsradius einstellen (vorher evtl. die Rotationsfähigkeit der WS testen).
- Mit den Händen die Griffe greifen, Oberkörper anspannen und zur Seite rotieren.
- Die Übung langsam und gleichmäßig durchführen.

Das max. ROM muss einstellbar sein. Die Kunden vorher testen. Wie gut können sie die Wirbelsäule rotieren.

Video 23

Twister mit Pezziball
(Grad 3, PT, S, G)

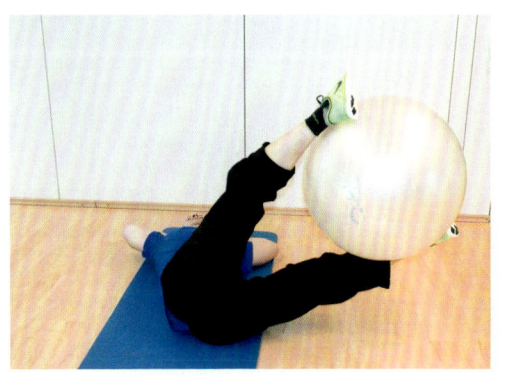

Anweisungen:
- Rückenlage, Beine senkrecht nach oben gestreckt.
- Den Pezziball zwischen den Beinen einklemmen.
- Bauch und Beckenboden anspannen.
- Arme an den Hinterkopf (Thoraxöffnung).
- Die Beine nach rechts und links bewegen, sodass der Oberkörper am Boden bleibt.

Ausgangsposition

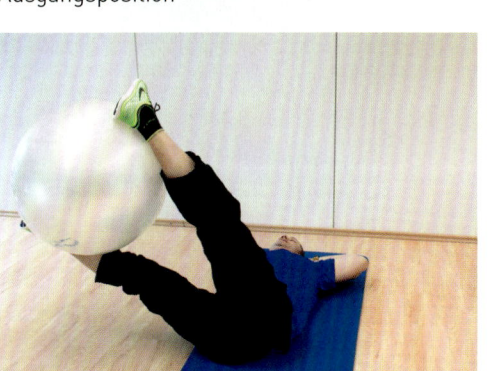

Endposition

Man braucht Körpergefühl, weil man das max. ROM nicht einstellen kann.
Transversus Abdominis und Beckenboden werden durch die Adduktoren angespannt.

Video 24

5 Die Abdominalmuskulatur

Rotation am Kabelzug/Bodyspider (Grad 4, PT, S)

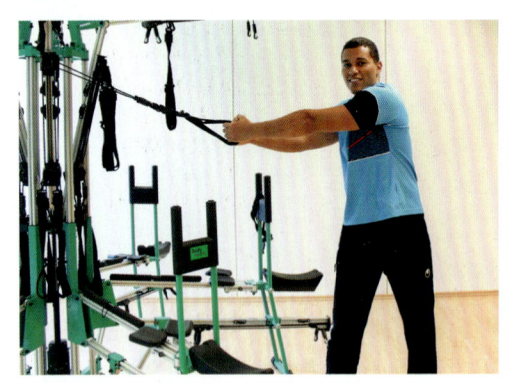

Ausgangsposition

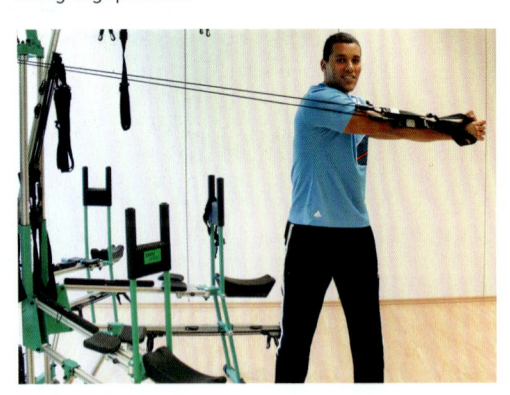

Endposition

Anweisungen:
- Seitlich zum Kabelzug stellen.
- Den Kabelzug auf Brusthöhe einstellen und den Griff mit beiden Händen greifen.
- Becken fixieren und den Rumpf drehen.
- Maximalen ROM ausnutzen.
- Die Arme sind fixiert, es findet keine Bewegung im Schultergelenk statt.

Variationen:
- Die Übung kann auch von diagonal oben nach diagonal unten durchgeführt werden.
- Die Übung kann auch von diagonal unten nach diagonal oben durchgeführt werden.
- Die Übung kann auch einarmig durchgeführt werden.

Ventrale Kette mit kurzem Hebel (Grad 1–2, S, G)

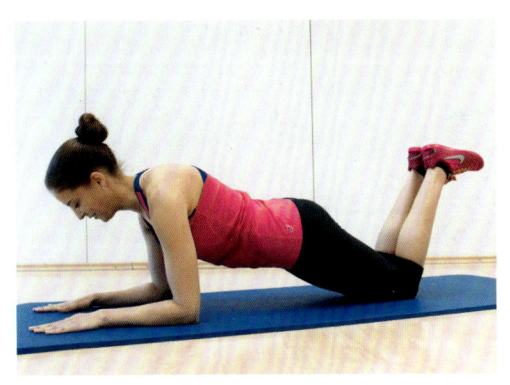

Ausgangsposition

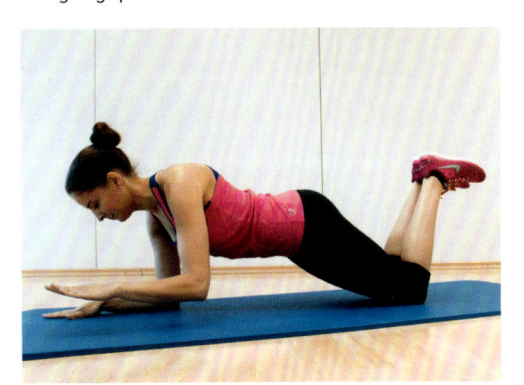

Endposition

Anweisungen:
- In den Unterarmstütz gehen.
- Die Knie bleiben am Boden (kurzer Hebel).
- Beckenboden und Bauchmuskulatur anspannen.
- Auf eine physiologische Lordose achten.
- Den Oberkörper nach rechts und links bewegen.

Variationen:
- Den Oberkörper nach vorne und hinten bewegen.
- Im Wechsel einen Arm anheben.
- Im Wechsel ein Knie anheben.
- Mit einer Hand im Wechsel auf das Gesäß fassen.
- Die Übung im langen Hebel durchführen.

Arme abwechselnd abheben → bessere Durchblutung

Video 26

Ventrale Kette im langen Hebel mit Elevation (Grad 3, S, G)

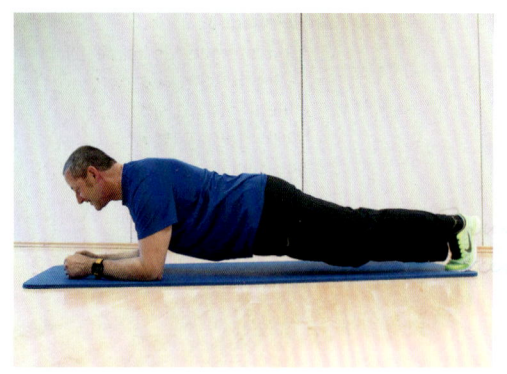

Ausgangsposition

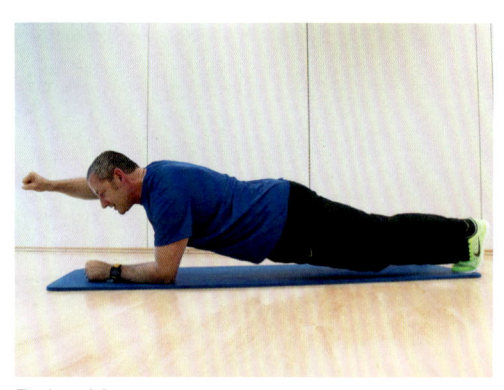

Endposition

Anweisungen:
- ▶ Ventrale Kette mit langem Hebel.
- ▶ Fußspitzen am Boden.
- ▶ Der ganze Körper in einer Linie.
- ▶ Bauch und Beckenboden anspannen.
- ▶ Physiologische Lordose beibehalten.
- ▶ Im Wechsel einen Arm nach vorne ausstrecken (Elevation).

Ventrale Kette mit Durchgreifen
(Grad 2–3, S, G)

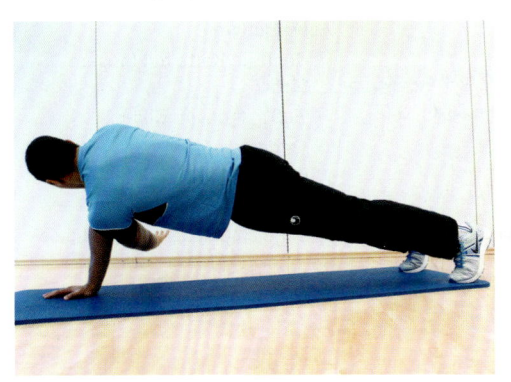

Anweisungen:
- Anweisungen wie bei der „ventralen Kette mit kurzem Hebel".
- Mit einem Arm weit unter dem Körper durchfassen.
- Das Becken möglichst parallel zum Boden lassen.
- Im Tempo variieren, mal langsam, dann wieder zügig bis schnell.

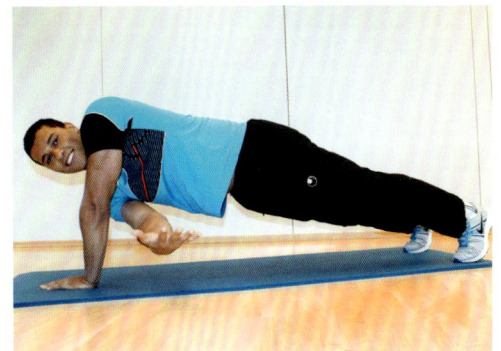

Ausgangsposition

Endposition

Hüfte so wenig wie möglich rotieren. Die Bewegung kommt aus der Wirbelsäule, weil wir den Bauch trainieren wollen und die Bauchmuskulatur nicht über die Hüfte zieht.

5 Die Abdominalmuskulatur

Video 27

Lateralflexion mit Kurzhantel (Grad 1, S, G)

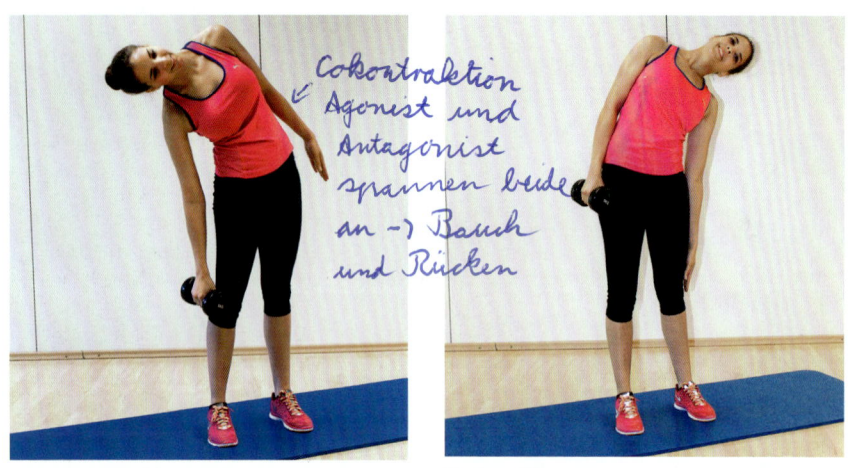

(handschriftliche Notiz auf Bild: Cokontraktion Agonist und Antagonist spannen beide an → Bauch und Rücken)

Ausgangsposition   Endposition

Anweisungen:
- Stabiler Stand, Dreipunktbelastung, „Kurzer Fuß" nach Janda.
- Bauch und Beckenboden anspannen.
- Kurzhantel in eine Hand nehmen, der Arm ist gestreckt. Zu dieser Seite neigen und wieder aufrichten.
- Der Körper bleibt dabei immer in einer Linie (nicht nach vorne oder hinten ausweichen).
- So weit in die exzentrische Phase gehen, wie man sich wohlfühlt.
- In der konzentrischen Phase den maximalen ROM ausnutzen.

Alle lateralen Übungen haben den Vorteil, dass sie sehr alltagsrelevant sind (z.B. für das einseitige Tragen von Taschen). Außerdem werden sowohl die Abdominalmuskulatur einseitig als auch die Rückenmuskulatur einseitig trainiert (gegenüberliegende Seite der Hantel). Dies bedeutet, dass es zu einer Co-Kontraktion kommt: Agonist und Antagonist arbeiten gleichzeitig und sorgen dadurch für eine sehr gute Stabilität. Sowohl im Gesundheitssport und bei Senioren als auch bei Leistungssportlern sind laterale Übungen sehr wichtig.

Beteiligte Muskulatur:
- M. obliquus externus abdominis
- M. obliquus internus abdominis
- M. transversus abdominis
- M. rectus abdominis
- M. quadratus lumborum
- M. erector spinae

Alle Muskeln arbeiten einseitig auf der Gegenseite der Hantel.

Lateralflexion am Kabelzug/Bodyspider von oben (Grad 5, PT, S)

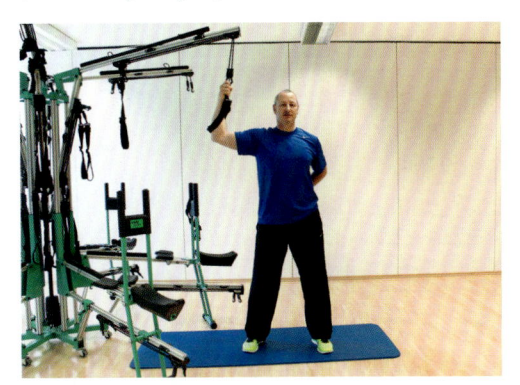

Ausgangsposition

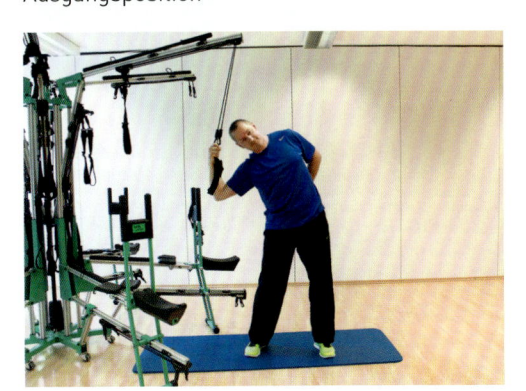

Endposition

Anweisungen:
- ▶ Es gelten die gleichen Anweisungen wie bei der „Lateralflexion mit Kurzhantel".
- ▶ Den Kabelzug/Bodyspider oben einhängen.
- ▶ Der Kunde fixiert den Arm in einer 90°-Position zum Rumpf und zieht den Kabelzug/Bodyspider durch eine Seitbeuge nach unten.
- ▶ Der Arm darf sich dabei nicht bewegen.

Die Lateralflexion mit Zug von oben ist eine sehr fortgeschrittene Übung und wird vor allem dann angewandt, wenn das Gewicht bei der Lateralflexion mit Kurzhantel zu groß wird. Mit Kurzhantel entstehen sehr hohe Kompressionskräfte auf die Bandscheibe, die auf der einen Seite extrem gequetscht und auf der anderen Seite auseinandergezogen wird. Durch den Zug nach oben werden diese Kräfte deutlich vermindert. Die Übung setzt ein gutes Körpergefühl voraus und der Trainierende muss in der Lage sein, den Arm im 90°-Winkel muskulär zu stabilisieren.

Video 28

Laterale Kette
(Grad 1–2, S, G)

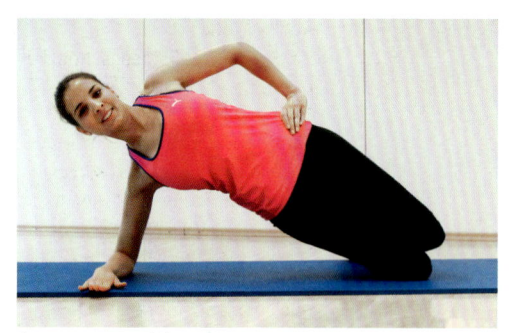

Ausgangsposition

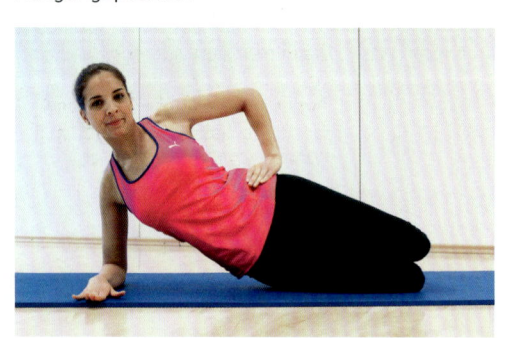

Endposition

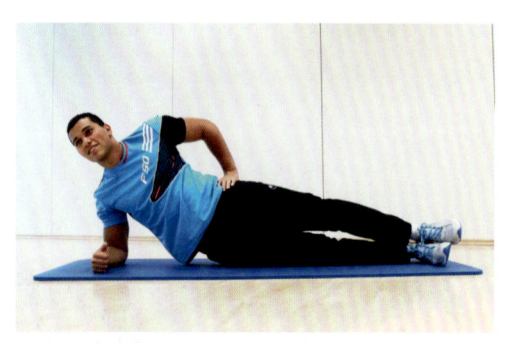

Variationen (Anfangsposition)

Anweisungen:
- In den Seitstütz gehen.
- Der Ellenbogen ist unter der Schulter.
- Der ganze Körper bildet eine Linie bis zu den Knien.
- Bauch und Beckenboden anspannen.
- Kopf in Verlängerung der Wirbelsäule.
- Das Becken fast bis zum Boden absenken und wieder in die Ausgangsposition zurückbringen.
- Die freie Hand in der Taille abstützen.

Video 29

Variationen:
- Die Übung mit langem Hebel durchführen (Beine gestreckt, das obere Bein liegt vorne).
- Das obere Bein abduzieren und oben halten.
- Das obere Bein anheben und den oberen Arm weit nach vorne strecken.
- Die Übung mit Kurzhanteln variieren (siehe M. quadratus lumborum).

Lateralflexion auf der Fitnessschnecke (Grad 3–4, PT, S, G)

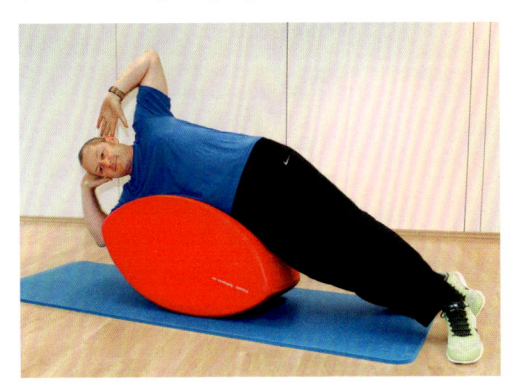

Ausgangsposition

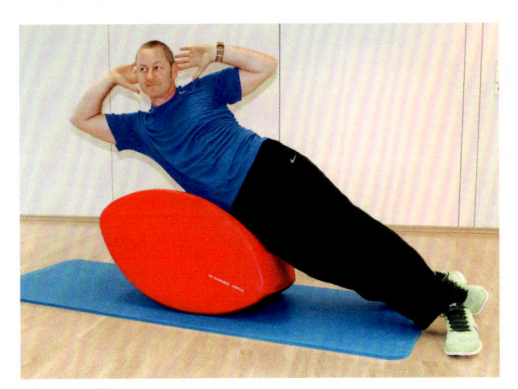

Endposition

Anweisungen:
- ▶ Seitlich auf die Fitnessschnecke legen.
- ▶ Oberes Bein vorne, dadurch bleibt das Becken stabil vorne.
- ▶ Arme seitlich an den Kopf nehmen, Ellenbogen nach außen (Thoraxöffnung).
- ▶ Die Bewegung aus der maximalen Vordehnung bis ganz nach oben ausführen.
- ▶ Bauch und Beckenboden anspannen.

Die Fitnessschnecke sorgt durch ihre Wölbung für eine bessere Vordehnung (größerer ROM) und durch ihre Instabilität für einen höheren Stabilisationseffekt.

5 Die Abdominalmuskulatur

Video 30

Lateralflexion mit Partner (Grad 3–4, PT, G)

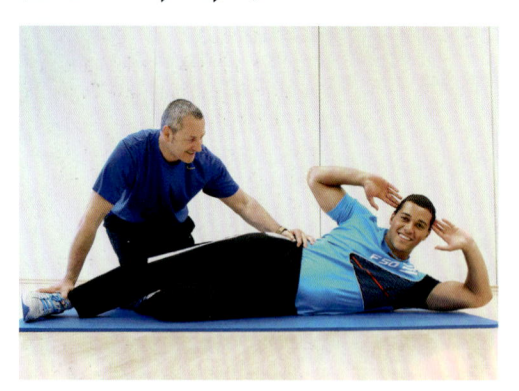

Ausgangsposition

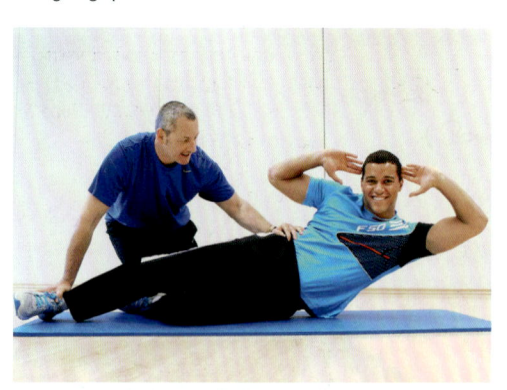

Endposition

Video 31

Anweisungen:

- ▶ In die Seitlage gehen, das obere Bein strecken, das untere Bein anwinkeln.
- ▶ Der Trainer/Partner fixiert mit einer Hand das gestreckte Bein fest am Boden, mit einem Knie wird das gebeugte Bein des Kunden leicht fixiert (sanft darauf knien), mit der freien Hand wird das Becken am Beckenknochen nach vorne geschoben und fixiert.
- ▶ Der Trainierende hebt den Oberkörper maximal an, ohne im Becken auszuweichen.
- ▶ Bauchmuskulatur und Beckenboden anspannen.
- ▶ Die exzentrische Phase endet kurz vor dem Boden.

Variationen:

Die Übung kann mit verschiedenen Hebeln durchgeführt werden:

- ▶ Arme am Körper = kurzer Hebel,
- ▶ Arme seitlich am Kopf, Ellenbogen nach außen = mittlerer Hebel,
- ▶ Arme lang nach hinten gestreckt = langer Hebel.

Im langen Hebel kann man eine Kurzhantel oder einen Medizinball zu Hilfe nehmen, um die gewünschte Intensität zu erzielen. Beim Nach-oben-Kommen kann man den Körper noch leicht nach oben drehen, dadurch werden zusätzlich der M. obliquus externus der unteren Seite und der M. obliquus internus der oberen Seite integriert.

Lateralflexion an den 45°-Backextensions (Grad 2–3, S, G)

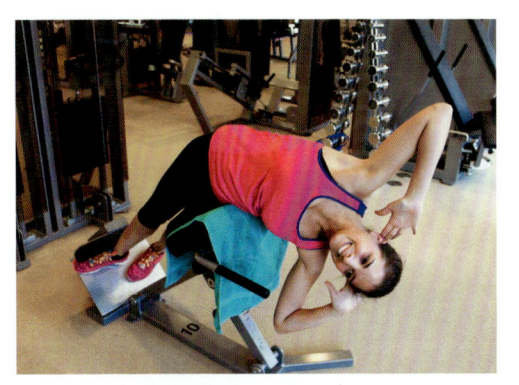

Ausgangsposition

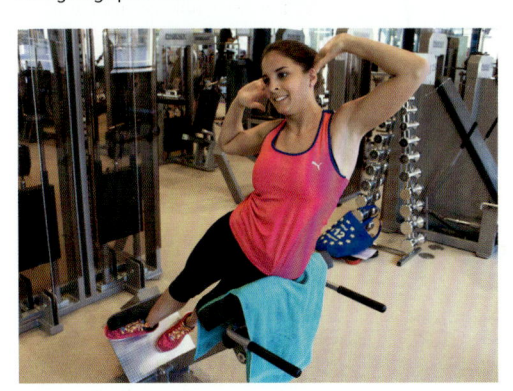

Endposition

Anweisungen:
▶ Seitlich mit dem Becken auf das Polster legen, die Hüfte liegt komplett auf.
▶ Das obere Bein ist vorne, das untere hinten (dadurch bleibt das Becken stabiler vorne fixiert).
▶ Bauchmuskulatur und Beckenboden anspannen.
▶ Den Oberkörper so weit, wie es angenehm ist, absenken (exzentrische Phase) und so weit wie möglich nach oben anheben.

Variationen:
Die Übung kann mit verschiedenen Hebeln durchgeführt werden:
▶ Arme am Körper = kurzer Hebel,
▶ Arme seitlich am Kopf, Ellenbogen nach außen = mittlerer Hebel,
▶ Arme lang nach hinten gestreckt = langer Hebel.

Im langen Hebel kann man eine Kurzhantel oder einen Medizinball zu Hilfe nehmen, um die gewünschte Intensität zu erzielen. Beim Nach-oben-Kommen kann man den Körper noch leicht nach oben drehen, dadurch werden zusätzlich der M. obliquus externus der unteren Seite und der M. obliquus internus der oberen Seite integriert.

body·LIFE tv
Video 32

5 Die Abdominalmuskulatur

Beckenheben/Reverse Crunch
(Grad 4, PT, S, G) *Keine Übung für Anfänger, auch nicht im kurzen Hebel*

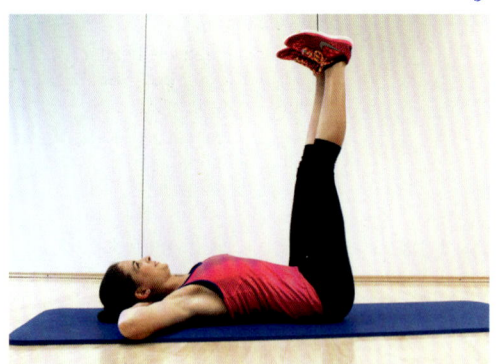

Ausgangsposition

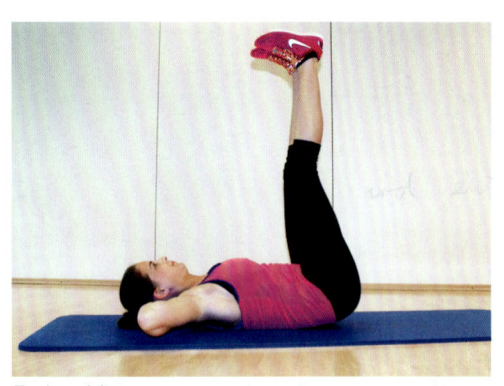

Endposition

Anweisungen:
- Rückenlage.
- Anfangs die Arme seitlich am Körper, Fortgeschrittene nehmen die Arme an den Hinterkopf, Ellenbogen am Boden liegen lassen.
- Die Beine senkrecht zur Decke strecken, alternativ leicht angebeugt.
- Das Gesäß leicht anheben, sodass eine Hand unter das Gesäß passt.
- Die Beine sollen senkrecht zur Decke gehen, nicht Richtung Oberkörper pendeln.
- Oberkörper liegen lassen.
- Möglichst keinen Druck mit den Händen ausüben.

Video 33

Becken heben mit angewinkelten Beinen

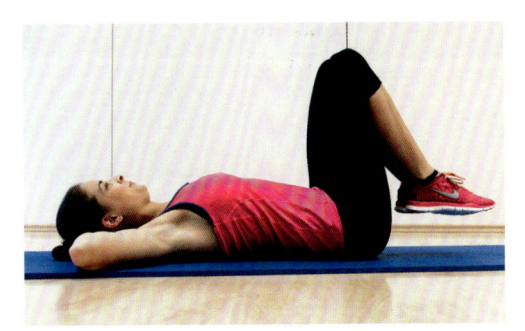

Ausgangsposition

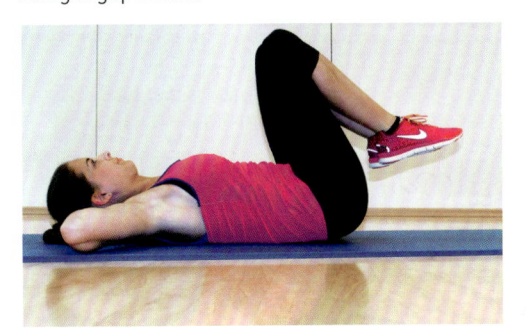

Endposition

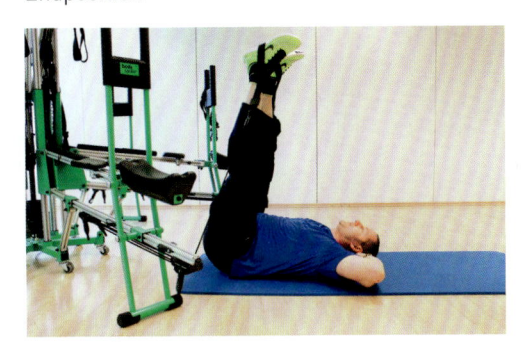

Variation: Becken heben am Kabelzug/Bodyspider

Anweisungen:
▶ Anweisungen wie bei der vorherigen Übung, nur mit angewinkelten Beinen.

Varianten:
▶ Die Übung bei hypertonen Mm. ischiocrurales mit gebeugten Beinen durchführen.
▶ Gesäß oben halten und das Becken seitlich drehen.
▶ Einen Pezziball zwischen den Beinen einklemmen.
▶ Die Beine am Kabelzug oder Bodyspider fixieren, um die Belastung zu erhöhen.

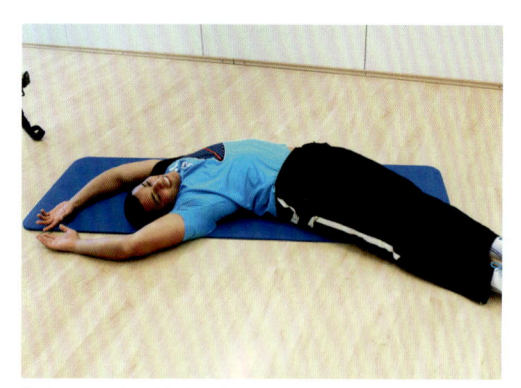

Dehnung der Abdominalmuskulatur – Halbmond

Anweisungen:
- Rückenlage.
- Arme und Beine strecken.
- Arme und Beine, so weit es geht und angenehm ist, zur Seite schieben, ohne dass das Becken abhebt.
- In die weite, lange Flanke atmen.

Dehnung der Abdominalmuskulatur – Halbmond

Gut weil...
- ... natürliche Lordose
- ... Kopf wird frei (Psychische Entlastung)
- ... Bandscheibe wird entlastet und füllt sich wieder mit Flüssigkeit

Dehnung der Bauchmuskulatur im Stand

Varianten:
- Stabiler Stand, Dreipunktbelastung, „Kurzer Fuß" nach Janda.
- Beide Arme strecken oder einen Strecken und den anderen an der Hüfte abstützen.
- So weit, wie es angenehm ist, zur Seite beugen, evtl. leicht nachwippen (dynamische Dehnung).

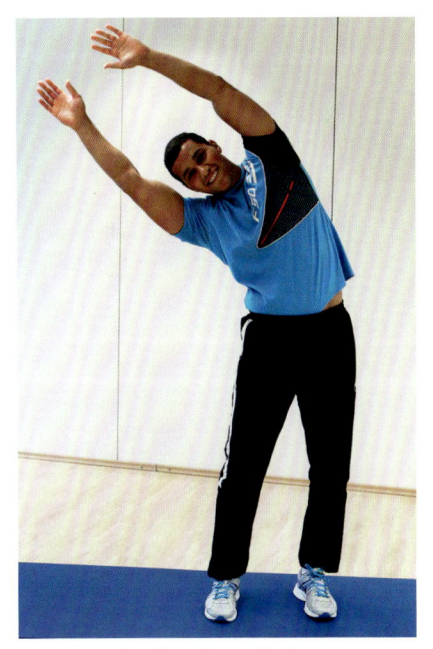

Dehnung der Bauchmuskulatur im Stand

6 M. quadratus lumborum

Ursprung: Lig. iliolumbale, Labium internum cristae iliacae.
Ansatz: Unterer Rand der letzten Rippe und Processus costales der oberen vier Lendenwirbel.

Funktion:
- Lateralflexion.
- Senken der 12. Rippe.
- Ausatemhilfsmuskel.
- Lokaler Stabilisator der LWS (über die Fascia thoracolumbalis).

- Der M. quadratus lumborum wird von einigen Autoren zur Abdominalmuskulatur dazugezählt, andere sehen in ihm einen eigenständigen Muskel.

6.1 Übungen für den M. quadratus lumborum

Der M. quadratus lumborum wird bei allen lateralen Übungen gekräftigt (siehe Abdominalmuskulatur).

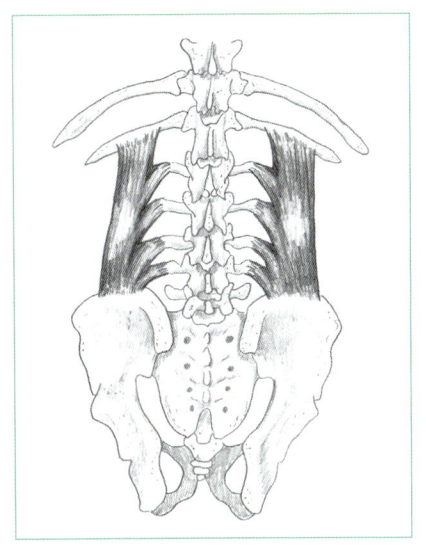

M. quadratus lumborum

Laterale Kette mit Kurzhantel (Grad 3–4, S, G)

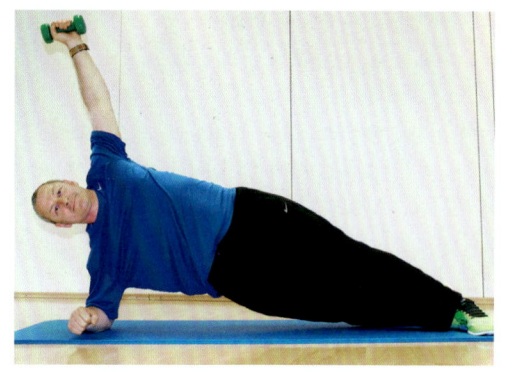

Ausgangsposition

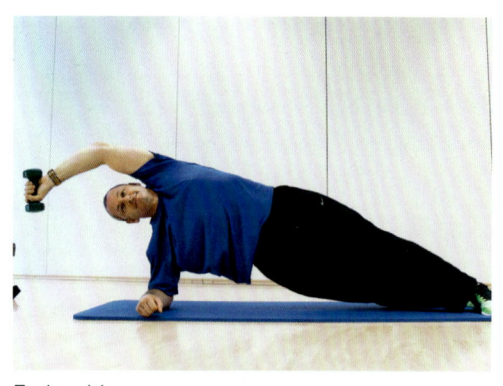

Anweisungen:
- Seitstütz, langer Hebel.
- Der ganze Körper bildet eine Linie.
- Das obere Bein liegt vorne, das untere hinten.
- Eine Hantel in der Hand, der Arm ist gestreckt in Elevation.
- Arm dynamisch nach oben und unten bewegen.

Endposition

Video 34

Laterale Kette mit Kurzhantel und Abduktion des Beines (Grad 3–4, PT, S, G)

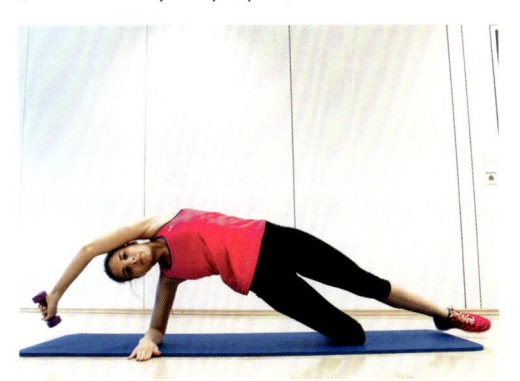

Anweisungen:
- In den Seitstütz mit kurzem oder langem Hebel.
- Anweisungen wie bei der vorherigen Übung.
- Gleichzeitig den Arm mit der Hantel und das abduzierte Bein dynamisch heben und senken.

Ausgangsposition

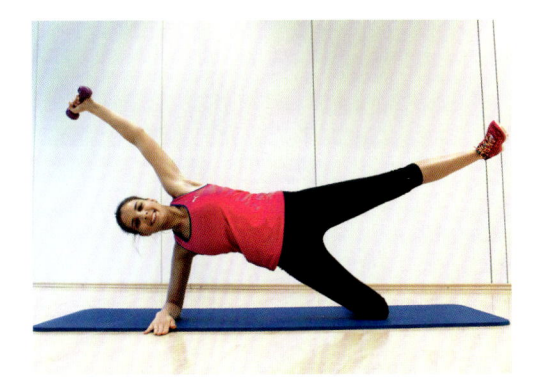

Endposition

Video 35

Laterale Kette mit Zusammenführen des Armes und des Beines (Grad 3–4, PT, S, G)

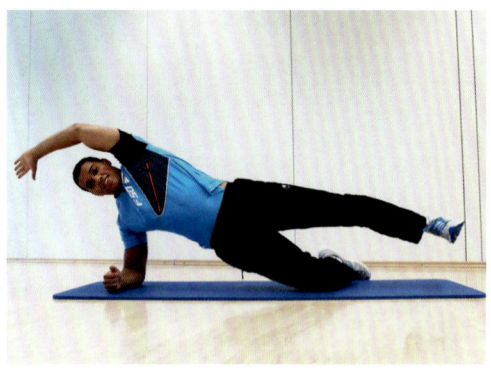

Ausgangsposition

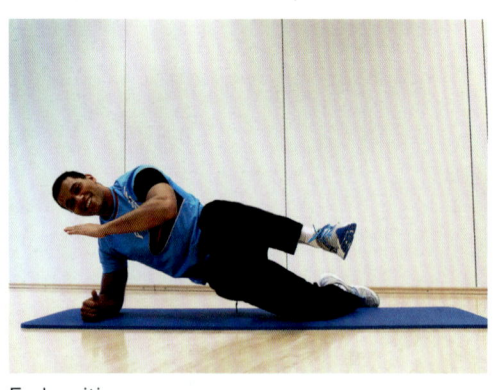

Endposition

Anweisungen:
- Es gelten dieselben Anweisungen wie bei der vorherigen Übung.
- Der gestreckte Arm und das gestreckte, abduzierte Bein werden vor dem Körper zusammen- und wieder auseinandergeführt, bis zur maximalen Streckung.

Variationen:
- Die Übung im schnellstmöglichen Tempo durchführen.
- Die Übung mit gestrecktem Bein und gestrecktem Arm durchführen, ebenfalls mit maximalem Tempo.
- Vorne die Zehen greifen und den Arm und das Bein heben und senken.

Video 36

Laterale Kette koordinativ
(Grad 4–5, PT, S, G)

Anweisungen:
- ▶ Anweisungen wie bei der vorherigen Übung.
- ▶ Knie und Ellenbogen berühren sich fast vor dem Körper.
- ▶ Das Knie nach oben führen, den Ellenbogen nach unten (im Wechsel).

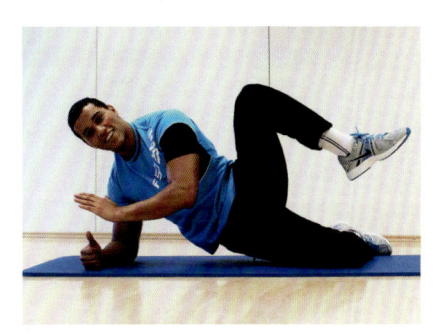

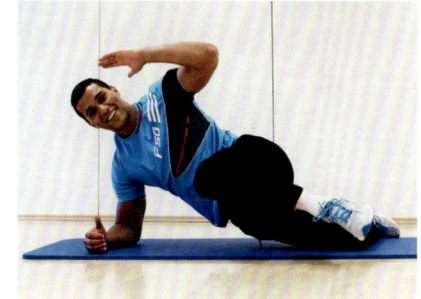

Ausgangsposition   Endposition

Variation:
Dieselbe Übung auch mit langem Hebel durchführen (Grad 5, P, G)

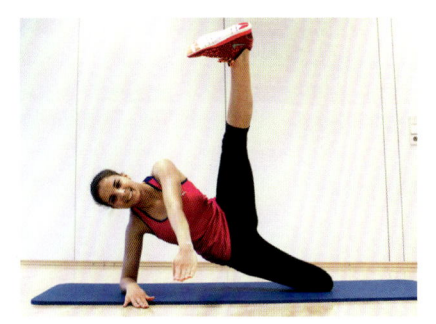

Ausgangsposition   Endposition

Video 37

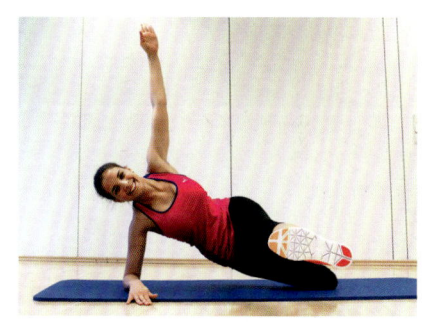

6 M. quadratus lumborum

Laterale Kette mit dem Pezziball
(Grad 4, PT, S, G)

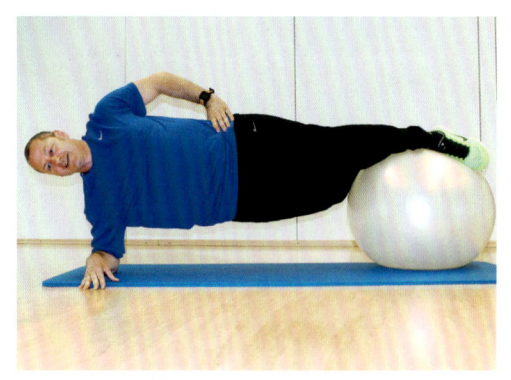

Anweisungen:
- Seitstütz auf dem Pezziball.
- Beine auf dem Ball, der ganze Körper ist gestreckt.
- Beckenboden und Bauchmuskulatur anspannen.
- Das Becken heben und senken.

Ausgangsposition

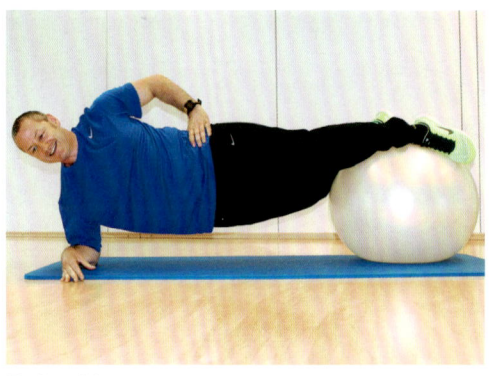

Endposition

Video 38

Laterale Kette mit Pezziball und Aero-Step
(Grad 5, PT, S, G)

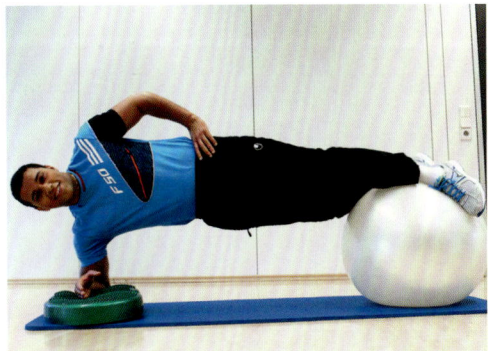

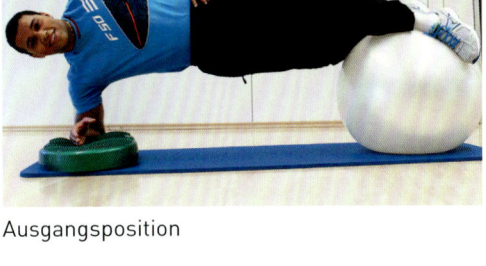

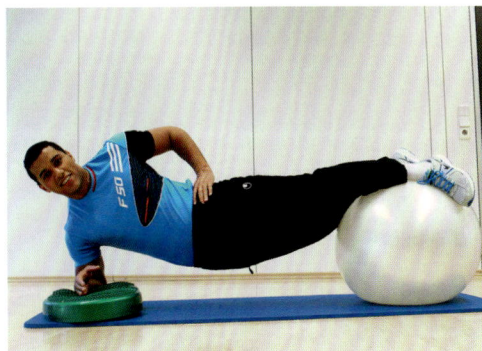

Anweisungen:
- Es gelten die gleichen Anweisungen wie bei der „lateralen Kette mit Pezziball".

Ausgangsposition

Endposition

7 M. iliopsoas

Training: Für Gesundheitssportler → Stabilisation

Für Wettkampf → Stärke, weil er die Schrittlänge angibt.

Stabilisierung
Ernährung der Bandscheibe

Der M. iliopsoas (Hüftlendenmuskel) setzt sich aus zwei Muskeln zusammen, dem M. psoas und dem M. iliacus.

7.1 M. psoas

Ursprung: Am letzten Brust- und dem 1.–4. Lendenwirbel und an den Rippenfortsätzen

Ansatz: Kleiner Rollhügel des Oberschenkels.

Funktionen:
- Flexion im Hüftgelenk.
- Lokaler Stabilisator.
- Adduktion und Außenrotation im Hüftgelenk.
- Wichtiger Beckenstabilisator.
- Er unterstützt die Versorgung der Bandscheiben im LWS-Bereich.

7.2 M. iliacus

Ursprung: Innenseite der Darmbeinschaufel.
Ansatz: Kleiner Rollhügel des Oberschenkels.

Funktionen:
- Flexion im Hüftgelenk.
- Adduktion und Außenrotation im Hüftgelenk.
- Wichtiger Beckenstabilisator.
- Der M. iliopsoas ist der Agonist bei der Hüftflexion!
- Er bestimmt entscheidend die Schrittlänge.
- Ist deshalb ein wichtiger Sprint- und Laufmuskel.

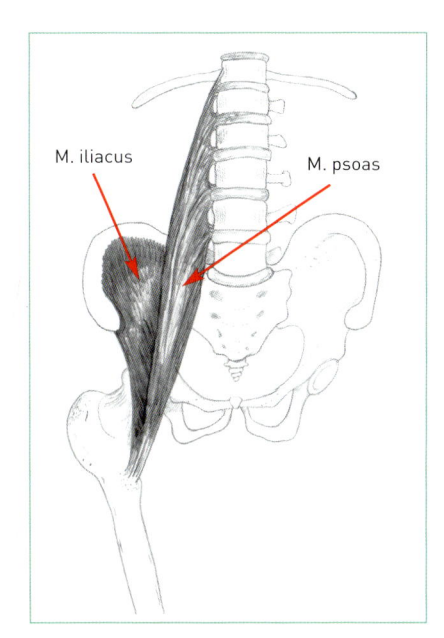

M. psoas und M. iliacus

- Wird bei Fußballern extrem beansprucht (Adduktion, Flexion und Außenrotation beim Innenseitstoß, Flexion beim Spannstoß und Sprint).
- Neigt dazu, hyperton zu werden durch einseitiges Training (viel Laufen) oder vieles Sitzen.
- Sollte regelmäßig gedehnt und durch Stoffwechseltraining durchblutet werden.
- Ist der Antagonist zum M. glutaeus maximus (großer Gesäßmuskel) und der ischiocruralen Muskulatur (hinterer Oberschenkel).
- Ist sehr oft bei einer Hyperlordose hyperton (Ausnahme: Turnerinnen, Tänzerinnen, rhythmische Sportgymnastinnen).

Untersuchungen deuten darauf hin, dass über die Aktivität des M. iliopsoas die Bandscheiben ernährt werden können, da der M. psoas major an diesen seinen Ursprung hat. Demnach sollte regelmäßig ein Stoffwechseltraining (viele Wiederholungen ohne große Belastung) mit dem Muskel durchgeführt werden.

Um die Kraft des M. iliopsoas einschätzen zu können, bietet sich ein einfacher Krafttest an.

Sit-up-Test

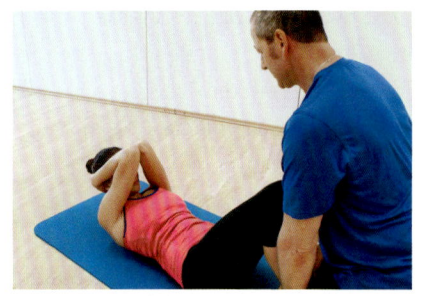

Ausgangsposition

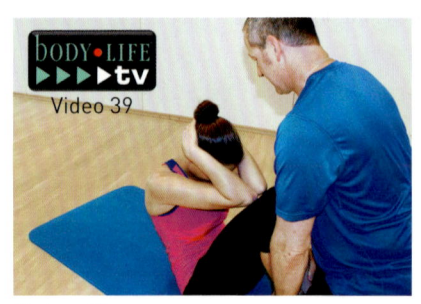

Video 39

Endposition

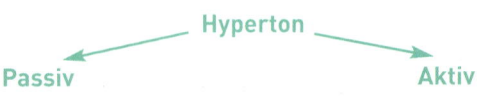

Hyperton

Passiv ← → **Aktiv**

Muskel ist zu schwach und hyperton
- Durch sitzende Tätigkeiten.
- Durch Verletzungen/Schmerzen im Leistenbereich, dem Hüftgelenk.

Muskel ist zu stark und hyperton (macht zu, verkrampft)
- Durch extremes Training des M. iliopsoas im Studio.
- Durch einseitigen Sport ohne ausgleichende Maßnahmen (Fußball, Handball, Marathon, Sprint).

Anweisungen:
- Rückenlage mit aufgestellten Beinen und 90°-Kniebeugung.
- Hände am Hinterkopf, Ellenbogen zeigen nach vorne.
- Partner fixiert die Beine.
- In 30 Sekunden so oft wie möglich mit den Ellenbogen die Knie berühren.
- Beim Ablegen keinen Schwung holen. Gemessen wird die Anzahl der korrekt durchgeführten Sit-ups in 30 Sekunden.

Testziel: Messung der Kraftausdauer der Hüftbeugemuskulatur (M. iliopsoas als Agonist).

Anwendungsbereich: Personal Fitness Training, Fitnessstudio, Gymnastik (Fortgeschrittene). Es sollten keine Rückenprobleme vorliegen.

Muskelfunktionstest zur Bestimmung der Extensionsbeweglichkeit im Hüftgelenk (M. iliopsoas, M. rectus femoris, M. tensor fasciae latae)

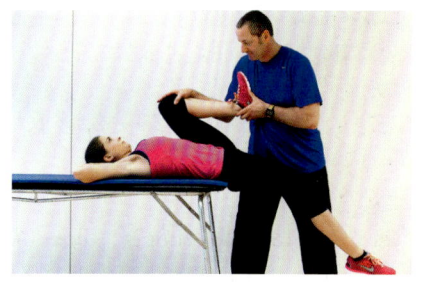

Gute Beweglichkeit im Hüftgelenk

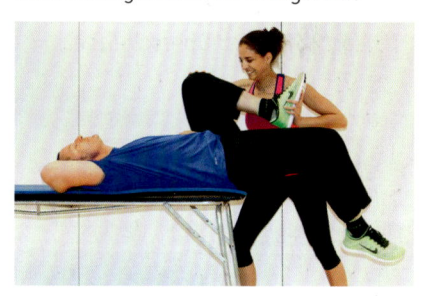

Schlechte Beweglichkeit im Hüftgelenk

Normwerte für den Sit-up-Test:

Frauen	sehr gut	gut	normal	schlecht	sehr schlecht
20–29 Jahre	> 19	17–19	15–16	12–14	< 12
30–39 Jahre	> 17	15–17	13–14	10–12	< 10
40–49 Jahre	> 17	15–17	12–14	9–11	< 9
50–59 Jahre	> 13	11–13	9–10	7–8	< 7
Männer	**sehr gut**	**gut**	**normal**	**schlecht**	**sehr schlecht**
20–29 Jahre	> 22	19–22	16–18	13–15	< 13
30–39 Jahre	> 21	17–20	14–16	11–13	< 11
40–49 Jahre	> 19	16–18	14–15	12–13	< 12
50–59 Jahre	> 18	15–17	13–14	10–12	< 10

- Kunde liegt an der Kante, Gesäß direkt am Ende der Massagebank.
- Ein Bein bis zum Oberkörper heranziehen.
- Das andere Bein hängt über der Kante nach unten.
- Gemessen wird im Hüftgelenk.
- Die 0°-Marke ist die Verlängerung des Körpers.
- Gemessen wird der Winkel zwischen dem Femur und der Verlängerung des Körpers.
- −15° = Note 5 (sehr schlechte Beweglichkeit, stark hyperton)
- −5° = Note 4 (schlechte Beweglichkeit, hyperton)
- + 5° = Note 3 (normale Beweglichkeit)
- + 15° = Note 2 (gute Beweglichkeit)
- + 25° = Note 1 (sehr gute Beweglichkeit)

Ein hypertoner Muskel weist eine schlechtere Durchblutung und eine schlechtere Stoffwechselleistungsfähigkeit auf. Auf Dauer kann dies zu Problemen führen. Es sollte regelmäßig ein Stoffwechseltraining durchgeführt werden, d.h. viele Wiederholungen (100 Wiederholungen und mehr) ohne Belastung. Dies sorgt zusätzlich für eine verbesserte Ernährung der Gelenke.

Der M. iliopsoas ist bei einer Hyperlordose oft hyperton. Durch die Hyperlordose werden die Bandscheiben keilförmig belastet, ventral (vorne) herrscht Zug und dorsal (hinten) Druck. So entsteht eine dauerhafte Kompression der Bandscheiben im LWS-Bereich. Die Bandscheibe wird dorsal traumatisiert (kleine Verletzungen und Einrisse).

Die kleinen Wirbelgelenke (Facettengelenke) werden stark belastet, was zu einer Arthrose (Gelenkverschleiß) führen kann.

Durch die Beckenkippung ist die Stellung des Hüftgelenks nicht mehr optimal, es kann auch hier zur Arthrose kommen.

Untersuchungen zeigen, dass der M. iliopsoas kein Beckenkipper ist. Trotzdem zeigen unsere eigenen Untersuchungen, dass er bei einer Hyperlordose oft hyperton ist, d.h. er wird durch die Beckenkippung negativ beeinflusst.

Wenn bei Leistungssportlern der M. iliopsoas trainiert werden muss, dann sollte man unbedingt ausgleichende Maßnahmen ergreifen, um eine Überlastung des passiven Bewegungsapparates (und dabei vor allem der Bandscheiben und der Hüftgelenke) zu vermeiden. In allen kompositorischen Sportarten (Turnen, Tanzen, rhythmische Sportgymnastik) findet man extreme Hyperlordosen ohne hypertonen M. iliopsoas, da diese Sportlerinnen einen enormen Dehnaufwand betreiben.

Um das Hüftgelenk von ventral und dorsal zu stabilisieren, können folgende Maßnahmen ergriffen werden:
- Kräftigen der Abdominalmuskulatur (z.B. Crunch, ventrale Kette, Lateralflexion),
- Kräftigen des M. glutaeus maximus (z.B. Ausfallschritt),
- Kräftigen der „Ischios" (z.B. Beinbeugen sitzend),
- Kräftigen des M. iliopsoas in seiner hüftstabilisierenden Funktion (ventrale Kette).

Um den M. iliopsoas zu pflegen, sollte man:
- für regelmäßiges Stoffwechseltraining sorgen (100 und mehr Wiederholungen),
- regelmäßig den M. iliopsoas dehnen,
- Mobilisation über den maximalen ROM durchführen (Beinpendeln vor und rück).

Für Gesundheits- und Freizeitsportler sowie für alle Personen mit Rückenproblemen sind klassische Kräftigungsübungen für den M. iliopsoas eher problematisch, da der Zug an den Bandscheiben zu groß sein könnte (Anamnese beachten). Da er aber meist hyperton und zu schwach ist, sollte er genügend natürliche Reize bekommen, um an Kraft zu gewinnen.

Außerdem wird dadurch der Stoffwechsel in den Bandscheiben im LWS-Bereich verbessert, da er dort seinen Ursprung hat. Älteren Klienten kann man Walken oder Low-Impact-Aerobic-Stunden anbieten, jüngere können Joggen oder Step-Aerobic durchführen.

In der Gymnastik dient das Warm-up mit Gehen auf der Stelle, Kicks, Kneelift usw. als perfektes Stoffwechseltraining. Eine effektive beckenstabilisierende Übung wäre die ventrale Kette, die für alle Altersgruppen angewendet werden kann (kurzer Hebel, langer Hebel, an der Wand für Senioren).

7.3 Übungen für den M. iliopsoas

Diese Übungen eignen sich besonders für Fitnesssportler und Leistungssportler, die einen guten M. iliopsoas brauchen bzw. keine Rückenprobleme haben.

Bei allen Übungen, in denen die Hüfte gebeugt wird, arbeiten folgende Muskeln im Hüftgelenk:
- M. iliopsoas,
- M. rectus femoris,
- M. sartorius,
- M. tensor fasciae latae,
- M. adductor longus,
- M. gracilis,
- M. pectineus.

Die Abdominalmuskulatur und der Beckenboden sorgen für die Stabilität und werden, je nach Hebel, mehr oder weniger beansprucht.

Repeater am Bodyspider/Kabelzug mit Festhalten (Grad 1, S, G)

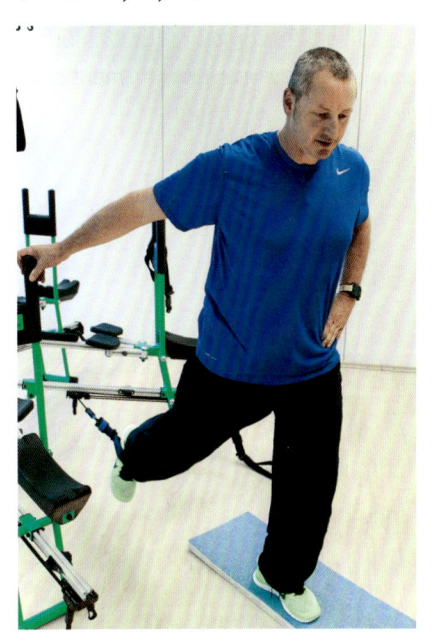

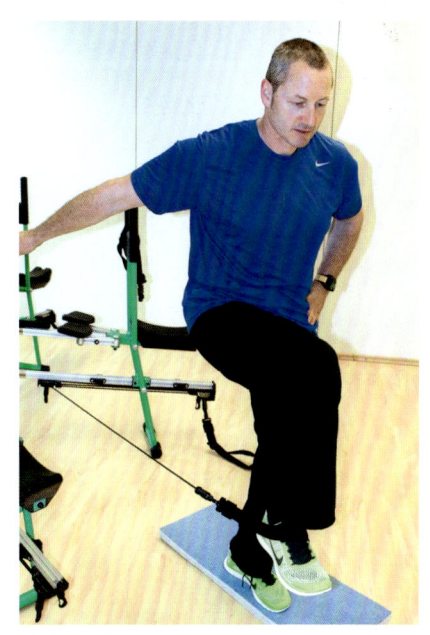

Ausgangsposition Endposition

Anweisungen:
- Stabiler Stand, Dreipunktbelastung, „Kurzer Fuß" nach Janda.
- Seitlich festhalten.
- Aus der optimalen Vordehnung das Bein nach vorne oben führen (Flexion).
- Bauch und Beckenboden anspannen.
- Das Spielbein hinten kurz auf den Boden tippen.

Tipp:
Diese Übung stellt ein optimales Stoffwechseltraining für Gesundheitssportler und Senioren dar.

Video 40

7 M. iliopsoas

Repeater ohne Festhalten
(Grad 3, S, G)

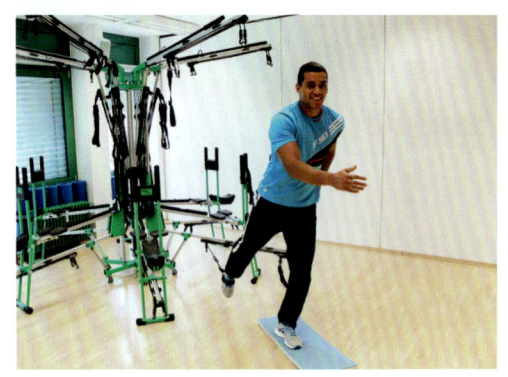

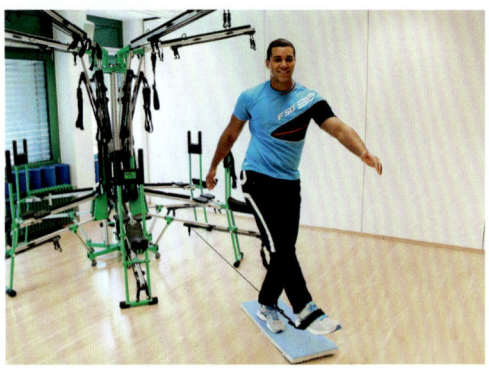

Ausgangsposition

Endposition

Video 41

Anweisungen:
▶ Wie beim „Repeater mit Festhalten".

Variationen:
▶ Die Übung mit maximalem Tempo durchführen.
▶ Die Übung auf einer instabilen Unterlage durchführen (Aero-Step, Balance Pad u.a.); dadurch erhält man einen sensomotorischen Effekt (verbessertes Gleichgewicht und Gelenkstabilisation).

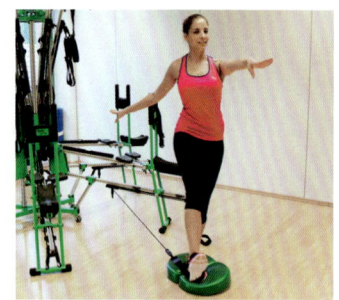

Ausgangsposition

Endposition

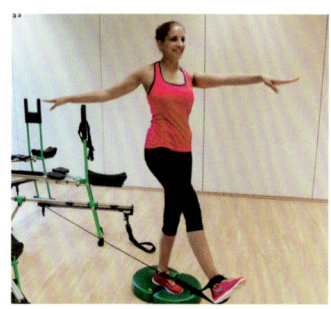

Sit-up
(Grad 2–3, S, G)

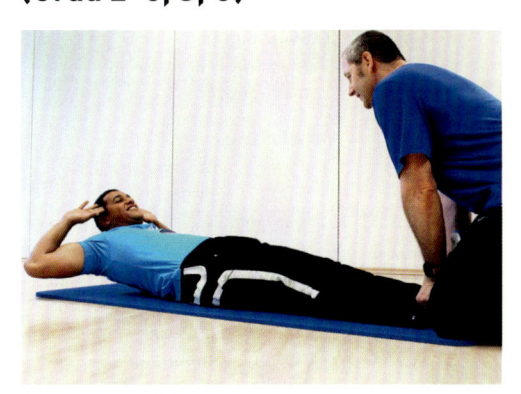

Ausgangsposition

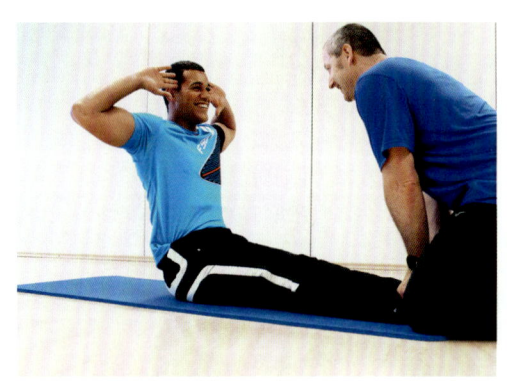

Endposition

Video 42

Anweisungen:
- Rückenlage.
- Beine angewinkelt oder gestreckt. → effektiver und schwerer
- Füße fixieren (unter einer Sprossenwand oder mit einem Partner).
- Mit dem kompletten Rumpf nach oben kommen.
- Arme an der Stirn, außenrotiert.
- Wenn möglich, Oberkörper gerade lassen.

Variationen:
- Der Sit-up kann mit gestreckten Beinen oder am Schrägbrett durchgeführt werden.
- Mit einem kleinen Medizinball in den Händen wird die Übung intensiver und motivierender.
- Ein Partner kann den Medizinball auch zuwerfen.

Der Sit-up ist die Weiterführung des Crunches. Die erste Phase des Sit-up wird immer durch die Abdominalmuskulatur ermöglicht (Einrollen der Wirbelsäule); sobald das Hüftgelenk bewegt wird, übernehmen die Hüftflexoren den Rest der Arbeit. Man spürt deshalb auch die Abdominalmuskulatur, obwohl es primär eine Übung für die Hüftflexoren ist.

Der Sit-up ist eine Übung, die man auch im Gesundheitssport einfließen lassen kann, da man sich aus der Rückenlage mit eigener Kraft aufrichten können sollte (Achtung bei Rückenproblemen, Anamnese beachten).

7 M. iliopsoas

Käfer
(Grad 3, PT, S, G)

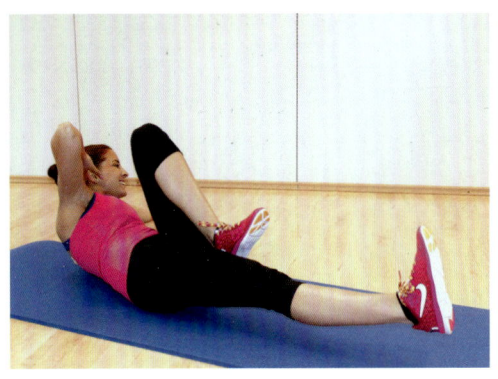

Ausgangsposition

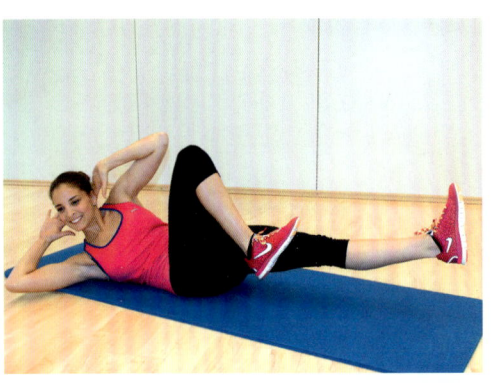

Endposition

Anweisungen:
- ▶ Rückenlage, Körper gestreckt am Boden.
- ▶ Hände am Hinterkopf.
- ▶ Crunch mit Rotation durchführen, gleichzeitig das gegenüberliegende Bein anbeugen.
- ▶ Das andere Bein bleibt gestreckt knapp über dem Boden in der Luft und wird durch die Hüftbeugemuskulatur gehalten.

Beim Käfer entsteht eine höhere Belastung der Hüftbeugemuskulatur (M. iliopsoas u.a.). Dies kann bei Kunden mit LWS-Beschwerden zu Problemen führen.
Der zusätzliche Stabilisationseffekt für die Abdominalmuskulatur führt zu hohen Spannungen in der Bauchmuskulatur.

Video 43

Sit-up negativ (Bauchbank/Roman Chair) (Grad 3-4, PT, S)

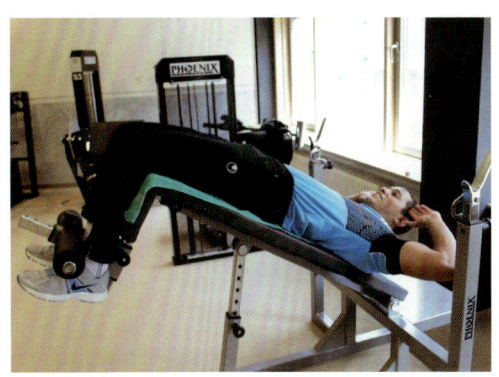

Ausgangsposition

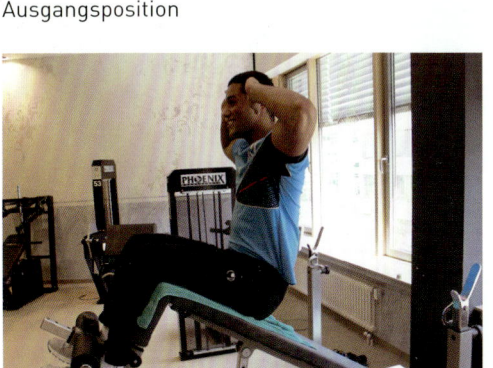

Endposition

Anweisungen:
- Beine einhängen.
- Bauch und Beckenboden anspannen.
- Hände seitlich am Kopf, Arme außenrotiert.
- Mit dem Oberkörper ganz hochkommen.
- In der exzentrischen Phase den Rücken nicht ganz ablegen.

7 M. iliopsoas

Video 44

Sit-up negativ mit Medizinball Werfen (Grad 4, PT)

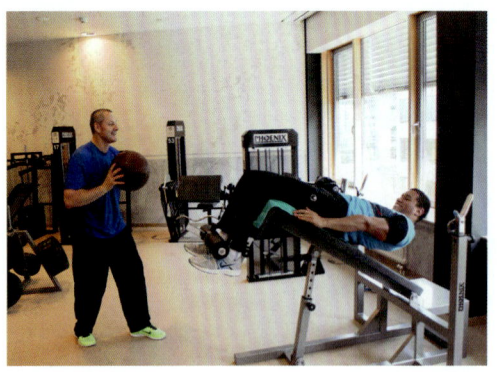

Ausgangsposition

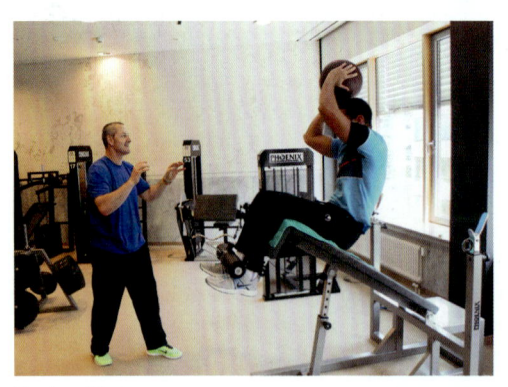

Endposition

Anweisungen:
- Es gelten dieselben Anweisungen wie beim „Sit-up negativ".
- Der Partner wirft während der Bewegung einen Medizinball zu.
- Den Ball rechts und links, über Kopf und zum Bauch zuwerfen.

Video 45

Beinheben kurzer Hebel
(Grad 3, S)

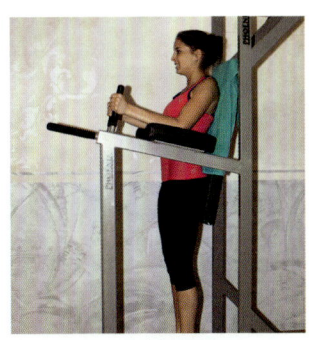

Ausgangsposition

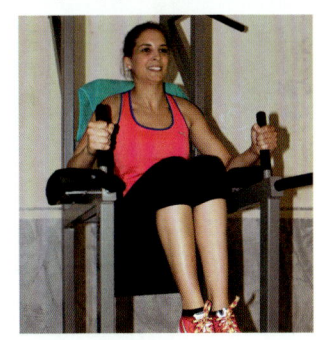

Endposition

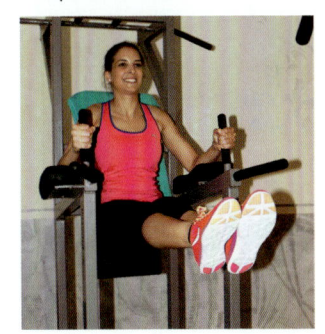

Beinheben mit langem Hebel

Anweisungen:
- Ellenbogen auf dem Polster.
- Bauch fest anspannen.
- Rücken an der Lehne lassen.
- Beine hochziehen.
- Mit langem Hebel (Beine gestreckt) wird die Übung schwerer.

Variation:
- Mit einem kleinen Medizinball zwischen den Beinen werden gleichzeitig die Adduktoren mehr angesprochen und die komplette Beinmuskulatur hat eine höhere Spannung.

Anfänger können die Übung nicht richtig durchführen, da sie weder die nötige Stützkraft im Schultergürtel besitzen, noch über die Abdominalmuskulatur stabilisieren können.

Beteiligte Muskulatur:
- M. iliopsoas,
- M. rectus femoris,
- M. tensor fasciae latae,
- M. sartorius,
- M. adductor longus,
- M. pectineus,
- M. gracilis,
- evtl. M. adductor brevis.

Die Abdominalmuskulatur (M. transversus abdominis, M. obliquus externus abdominis und M. obliquus internus abdominis, M. rectus abdominis) und der Beckenboden stabilisieren während der gesamten Übung die Wirbelsäule und werden deshalb auch gespürt.

Mit Ball zwischen den Beinen werden die Adduktoren aktiviert und dadurch wird dann auch noch der Bauch u. Beckenboden aktiviert

body•life tv ▶▶▶▶tv Video 46

7 M. iliopsoas

Beinheben im Hang
(Grad 5, PT, S)

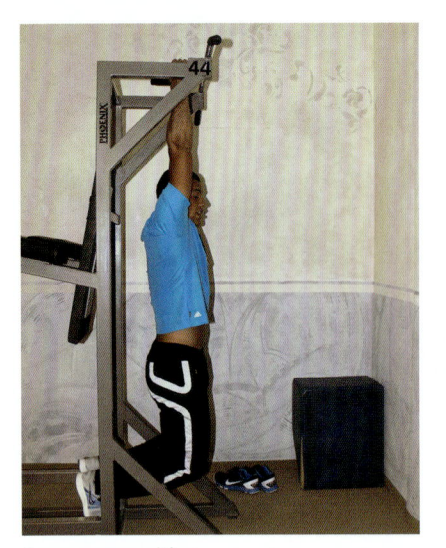

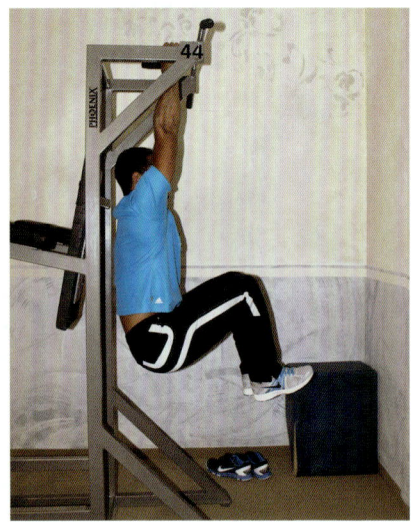

Ausgangsposition   Endposition

Anweisungen:
- An die Reckstange hängen.
- Bauch und Beckenboden anspannen.
- Die Beine dynamisch gebeugt nach oben führen,

Variationen:
- Die Übung mit langem Hebel durchführen.
- Einen Medizinball zwischen die Beine klemmen.
- Die Beine bis zum Kopf führen.

Gute Übung für Turner, Tänzer, Turmspringer, Funkenmariechen.

body•LIFE ▶▶▶▶tv
Video 47

Schwebesitz
(Grad 3–4, PT, S, G)

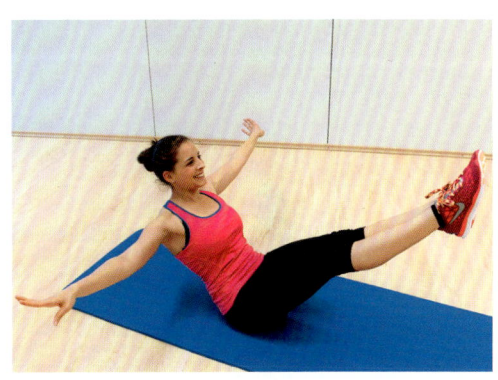

Schwebesitz

Anweisungen:
- Rücken gerade, leicht nach hinten geneigt.
- Beine lang in der Luft.
- Hände an der Stirn oder nach hinten gestreckt (lang machen).
- Thorax geöffnet.
- Position halten, nicht ins Hohlkreuz gehen.
- Evtl. mit Beinbewegungen kombinieren.
- Bauch und Beckenboden fest anspannen.

Klappmesser
(Grad 5, PT, S)

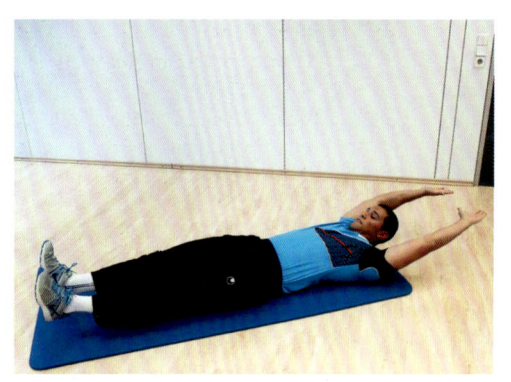

Ausgangsposition

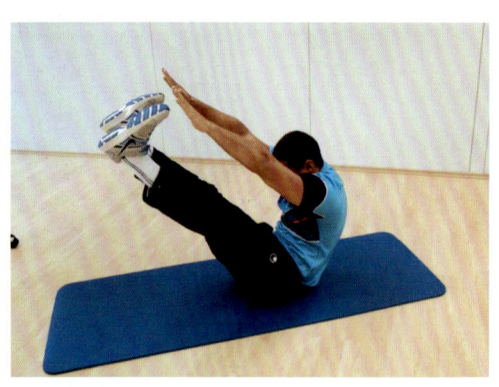

Endposition

Anweisungen:
- Ausgangsposition gestreckt liegend.
- Explosives Zusammenbringen von Oberkörper und Beinen.
- Bauch und Beckenboden fest anspannen.
- Durch den doppelten langen Hebel (Arme und Beine) entsteht eine enorme Belastung der Abdominalmuskulatur, die diese Hebel stabilisieren muss.

Beide Übungen bewirken einen enormen Zug durch den M. iliopsoas an den Bandscheiben der LWS. Im Extremfall kann eine schon beschädigte Bandscheibe prolabieren.

Beteiligte Muskulatur:
- M. iliopsoas u.a. (siehe Beinheben).

Video 48

Ventrale Kette mit Druck des Partners (Grad 4, PT, G)

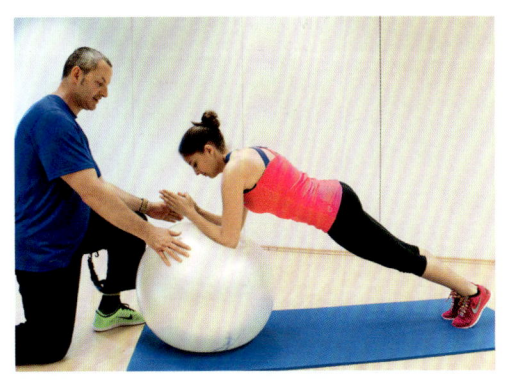

Druck von rechts

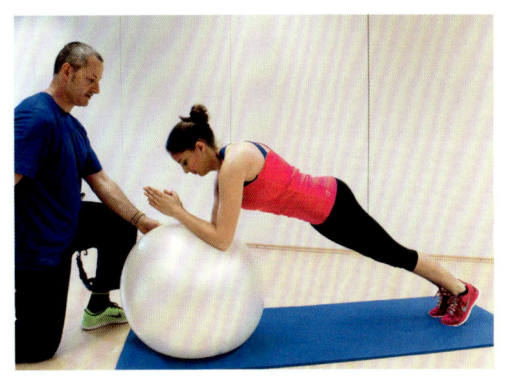

Druck von links

Anweisungen:
- ▶ Unterarmstütz im langen Hebel auf dem Pezziball.
- ▶ Beckenboden und Bauch anspannen.
- ▶ Der Trainer/Partner gibt im Wechsel Druck von allen Seiten, ohne dies vorher anzusagen.
- ▶ Der Trainierende muss schnellstmöglich reagieren und das Gleichgewicht sowie die Position halten.

Um die Stabilisationsfähigkeit des M. iliopsoas und seiner Synergisten zu verbessern, eignen sich besonders ventrale Ketten. Dabei verhindern die Hüftbeuger ein Einknicken in der Hüfte. Sie arbeiten nicht wie bei klassischen Hüftbeugerübungen mit einer explosiven Kontraktion, sondern nur langsam bzw. statisch. Der Hebel kann dem Kunden perfekt angepasst werden. Die Belastung auf die Bandscheiben kann dadurch gut dosiert werden. Die Abdominalmuskulatur verhindert ein Einknicken der Lendenwirbelsäule.

Ventrale Kette mit dem Pezziball, Ball heranrollen (Grad 4, PT, S, G)

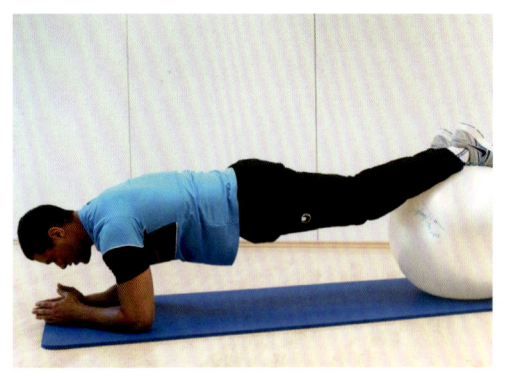

Ausgangsposition

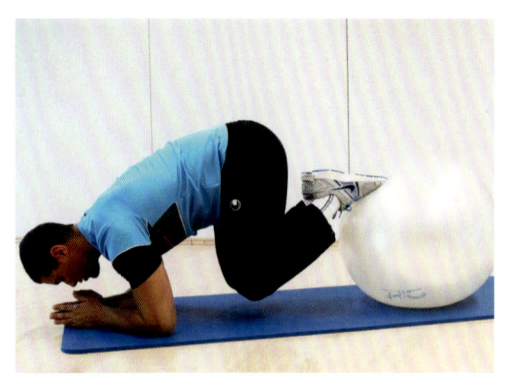

Endposition

Anweisungen:
- Unterarmstütz im langen Hebel am Boden, Beine auf dem Pezziball.
- Beckenboden und Bauchmuskulatur anspannen.
- Mit den Beinen den Pezziball heranrollen und die Beine wieder strecken.

Video 49

7 M. iliopsoas

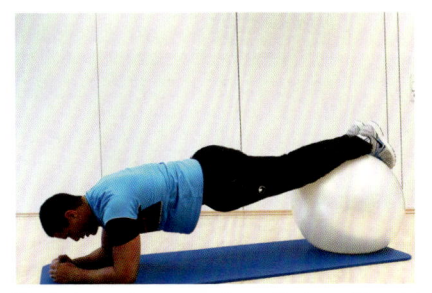

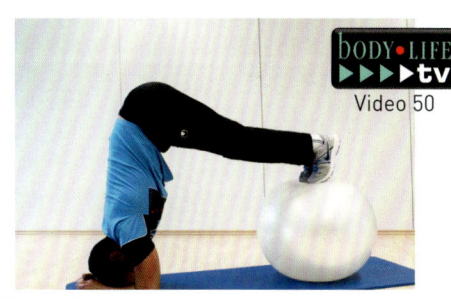

Video 50

Variation mit gestreckten Beinen (Grad 4, PT, S, G)

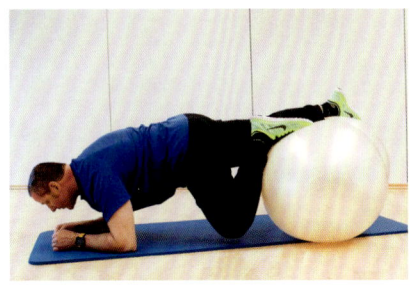

Video 51

Variation mit zwei Bällen (Grad 5, PT, G)

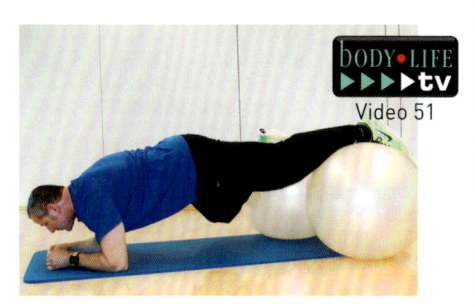

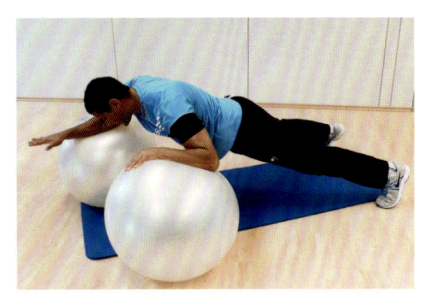

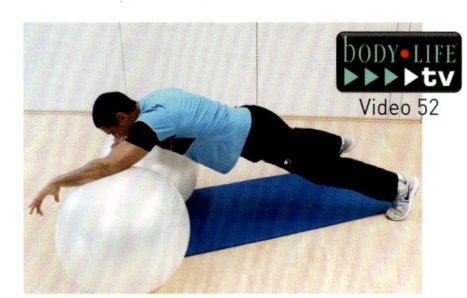

Video 52

Variation mit zwei Bällen vorne (Grad 4–5, PT, G)

Ventrale Kette mit dem Pezziball, Ball heranrollen (Grad 4, PT, S, G)

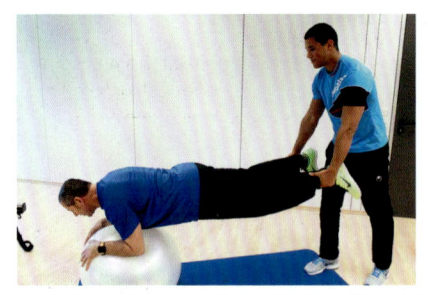

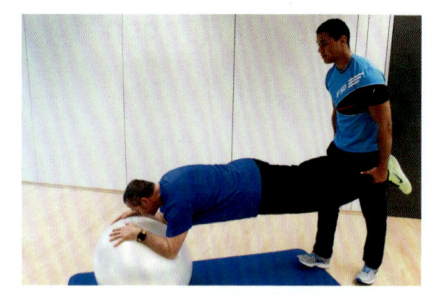

Variation mit gestreckten Beinen (Grad 4, PT, S, G), Partner hält die Beine

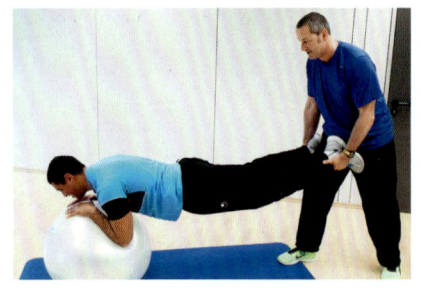

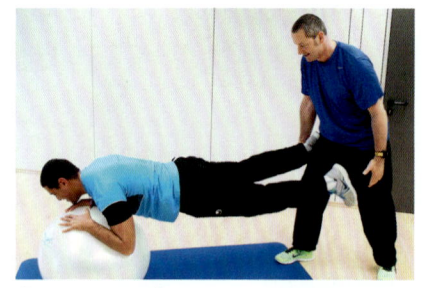

Video 53

Partner lässt ohne Vorwarnung ein Bein los (Grad 5, PT, G)

Video 54

Dehnübungen für den M. iliopsoas

Dehnübungen für den M. iliopsoas gehören für viele Sportler unbedingt in ihr Trainingsprogramm integriert, da er in vielen Sportarten sehr intensiv belastet wird. Diese Muskelpflege dient dazu, den Muskel elastischer zu machen und eine normale oder gute Beweglichkeit (je nach Sportart) zu gewährleisten.

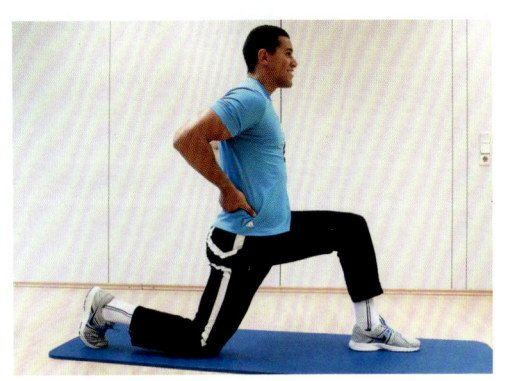

Weiter Ausfallschritt am Boden

Anweisungen:
- Das vordere Bein sollte mindestens einen 90°-Winkel haben, um höhere Belastungen auf die Menisken zu vermeiden (Anamnese beachten).
- Auf dem vorderen Bein abstützen, oder die Hände hinter den Körper nehmen (Thoraxöffnung).
- Der Oberkörper bleibt aufrecht.
- Die Hüfte nach vorne schieben.

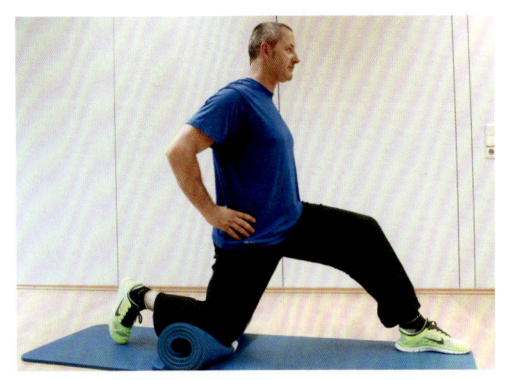

Dehnung mit einer Matte

Anweisungen:
- Es gelten die gleichen Anweisungen wie bei der vorherigen Übung.

Diese Variante wird bei Knieproblemen durchgeführt, die Patella (Kniescheibe) sollte vor der Matte sein (frei liegen).

Dehnübungen mit einer Erhöhung
(Grad 4, PT, S, G)

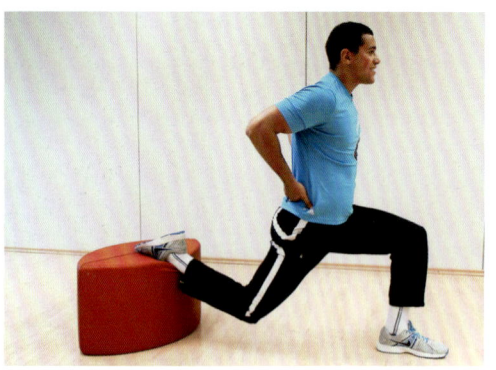

Weiter Ausfallschritt mit einer Erhöhung

Anweisungen:

- Hinteres Bein auf eine Erhöhung legen.
- Vorderes Bein im 90° Winkel.
- Hände an die Hüften oder hinter den Kopf (Thoraxöffnung)
- Die Hüfte nach vorne schieben.
- Evtl. leicht nach unten wippen/federn.
- Oberkörper bleibt aufrecht.

Aktiv-dynamische Dehnung im Liegen

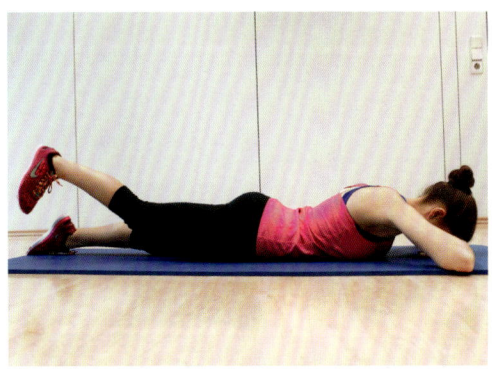

Ausgangsposition

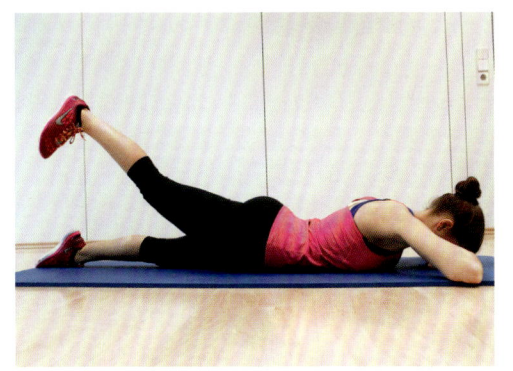

Anweisungen:
- Bauchlage.
- Beckenboden und Bauchmuskulatur anspannen.
- Kopf unten liegen lassen.
- Ein Bein gebeugt oder gestreckt nach oben zur Decke führen.
- In der Endposition das Bein leicht federn und wippen.
- Ca. 10–15 Wiederholungen durchführen und möglichst den Bewegungsradius vergrößern.

Endposition

7 M. iliopsoas

body•life
▶▶▶ ▶tv
Video 55

8 M. erector spinae

Der M. erector spinae (Rückenstrecker) wird auch als autochthone (tiefliegende) Rückenmuskulatur bezeichnet.
Man kann diesen Muskel grob in drei Systeme unterteilen:

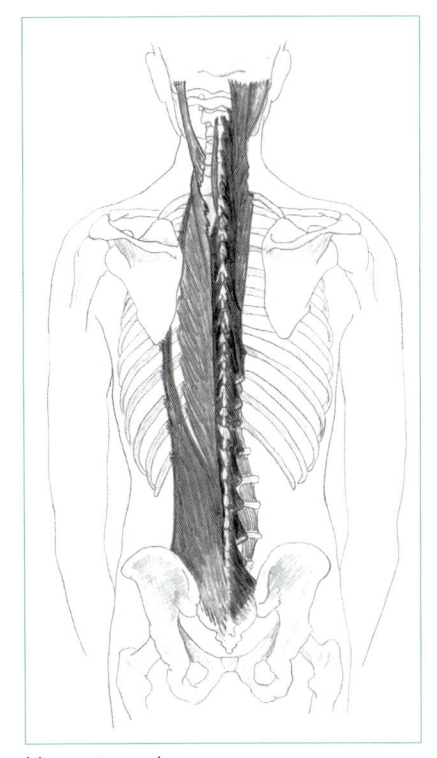

M. erector spinae

Longitudinalsystem/lateraler Strang

(vgl. Tittel: Beschreibende und funktionelle Anatomie des Menschen, 2000)
Hierzu gehören die oberflächlich liegenden M. longissimus thoracis und M. iliocostalis lumborum.

Funktionen:
- Bei beidseitiger Innervation wird die Wirbelsäule gestreckt (Extension).
- Der Kopf wird nach dorsal gezogen.
- Bei einseitiger Innervation kommt es zur Lateralflexion und der Kopf wird zur gleichen Seite gezogen.
- Die Muskeln gehören zu den globalen Stabilisatoren.

Transversospinalsystem

Zum Transversospinalsystem gehören der M. semispinalis, die Mm. multifidi und die Mm. rotatores. Sie liegen unter den oberflächlichen Muskeln, überspringen einen oder mehrere Wirbel und ziehen meist diagonal von Querfortsatz zu Dornfortsatz.

Funktionen:
- Beidseitig innerviert: Extension der Wirbelsäule.
- Einseitig innerviert: Lateralflexion.
- Rotation.
- Besonders wichtig für die Stabilität der Wirbelsäule (lokaler Stabilisator), da sie viel enger an der Wirbelsäule liegen (drehachsennah).

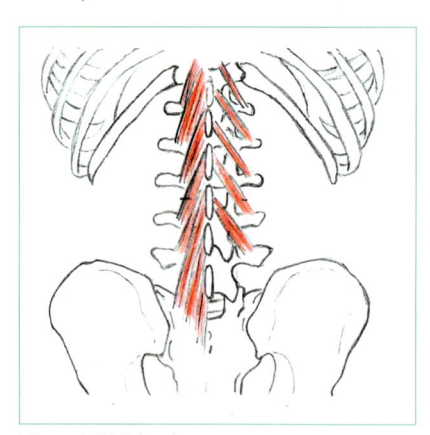

M. multifidi (rot)

Das spinale System

Zum spinalen System gehören der M. spinalis, die Mm. interspinales und die Mm. intertransversarii.

Funktionen:
- Streckung (Extension) der Wirbelsäule.
- Rotation.
- Lateralflexion (Seitneigung) der Wirbelsäule.

Um Haltungsschwächen besser zu verstehen, ist die Unterteilung nach den Schwingungen der Wirbelsäule besonders sinnvoll.

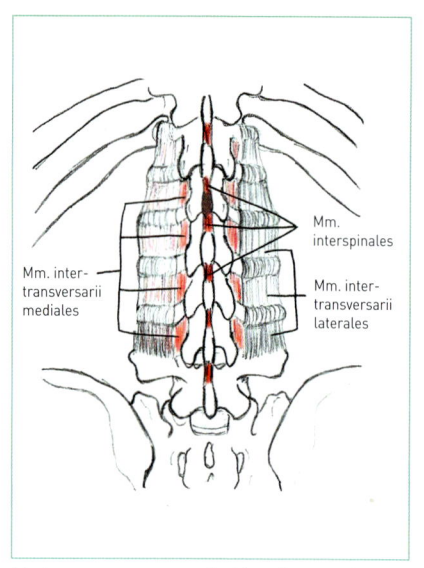

M. intertransversarii, Mm. interspinales

Lumbaler Rückenstrecker (M. erector spinae pars lumbalis)

Physiologisch hat der Mensch in der Lendenwirbelsäule eine natürliche Lordose (Hohlkreuz). Der lumbale Rückenstrecker kann in diesem Bereich sowohl hyperton als auch überdehnt sein.

Hyperton

Passiv
- Falsches Sitzen.
- Liegen in Bauchlage mit schlechter Matratze.
- Adipositas.
- Schwangerschaft.
- Schmerzen im LWS- oder Hüftbereich.

- Der Muskel ist hyperton (macht zu) und zu schwach.
- Der Muskel muss aggressiv gekräftigt, aber auch intensiv gedehnt und gelockert werden.

Aktiv
- Sport mit extremer Hyperlordosierung (Gerätturnen, Tanzen, Speerwerfen, Hochsprung u.a.).
- Adipositas (kann sowohl zu einem passiv hypertonen Rückenstrecker führen als auch zu einem aktiv hypertonen).
- Der Muskel ist hyperton und sehr stark.
- Der Muskel muss so stark bleiben, wie er ist (sanftes Kräftigen), aber auch intensiv gelockert und gedehnt werden.

In beiden Fällen sollte unbedingt ein Stoffwechseltraining zur Verbesserung der Versorgungslage der Muskulatur durchgeführt werden (Beckenschaukel im Liegen, 3–5 Minuten).

Beckenschaukel im Liegen (Grad 1, PT, S, G)

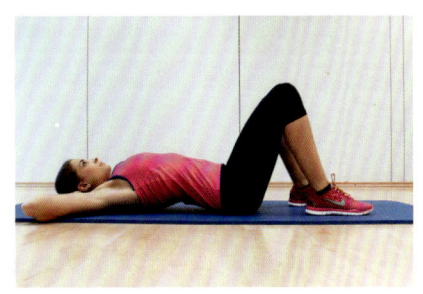

Ausgangsposition

Endposition

Video 56

Anweisungen:
- Rückenlage, Beine aufgestellt.
- Bauch und Beckenboden locker lassen.
- In die Hyperlordose gehen, danach sanft den LWS-Bereich zum Boden drücken.
- Ohne Kraft arbeiten.
- Das Tempo frei wählen, sodass man sich gut dabei fühlt.

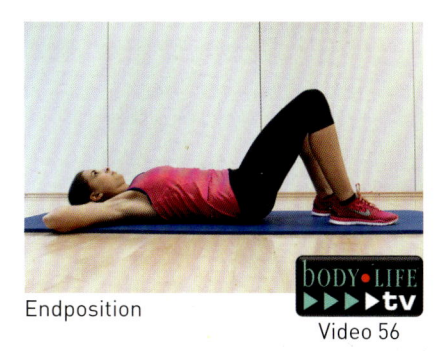

Die Übung mindestens 3 Minuten durchführen. Dabei kommt es zur Durchblutungsförderung des verkrampften M. erector spinae. Durch die Rückenlage saugt sich die Bandscheibe mit Flüssigkeit aus den benachbarten Wirbelkörpern voll. Außerdem wird die Lendenwirbelsäule mobilisiert.

Ein hypertoner lumbaler Rückenstrecker begünstigt die Hyperlordose im LWS-Bereich. Die Bandscheiben werden dorsal mikrotraumatisiert und ventral auf Zug belastet. Der Nucleus pulposus (Gallertkern der Bandscheibe) wandert nach ventral. Es entstehen hohe Belastungen in den kleinen Wirbelgelenken (Arthrosegefahr). Fehlbelastungen im Hüftgelenk begünstigen eine Hüftgelenksarthrose. Bei einer Abschwächung und Überdehnung des lumbalen Rückenstreckers richtet sich das Becken auf und es kommt zu einer Hypolordose. Dies sieht man häufig bei Männern, wenn der Hintern verschwindet (Mann ohne Po). Die Hypolordose kann auch eine Folge von starken Rückenbeschwerden sein, verursacht durch eine typische Beugeschonhaltung. Die Bandscheiben werden ventral mikrotraumatisiert und dorsal auf Zug belastet, der Nucleus pulposus wandert nach dorsal.

Die kleinen Wirbelgelenke werden auseinandergezogen und degenerieren infolge der fehlenden Belastung (Arthrosegefahr). Das Hüftgelenk wird fehlbelastet, sodass eine Hüftarthrose begünstigt wird.

Thorakaler Rückenstrecker

Der thorakale Rückenstrecker (M. erector spinae pars thoracis) neigt zur Abschwächung durch die vielen sitzenden Tätigkeiten (eine Person mit sitzender Tätigkeit „versitzt" täglich zwischen 12 und 16 Stunden), nachlässige Haltung sowie harte körperliche Arbeit.

Schließlich ist der thorakale Rückenstrecker nicht mehr in der Lage, die Wirbelsäule gegen die Schwerkraft aufrecht zu halten, sodass es zu einer Hyperkyphose im BWS-Bereich kommt.

Dies bedeutet ventral Druck auf die Bandscheiben, eventuell Keilwirbelbildung, dorsal Zug mit Expansionsdrang des Bandscheibenkerns (Nucleus pulposus) nach dorsal, Einengung des Brustkorbs (Thorax) mit Behinderung der Brustatmung, Verlagerung der Atmung in den Bauchraum. Außerdem tritt eine starke Belastung der sternokostalen Gelenke (Gelenke zwischen Brustbein und Rippen), der sternoklavikularen Gelenke (Gelenke zwischen Brustbein und Schlüsselbein) und der akromioklavikularen Gelenke (Gelenke zwischen dem Schlüsselbein und der Schulterhöhe) auf, was zu Schmerzen führen kann und Arthrosen in den jeweiligen Gelenken begünstigt. Der

Thorax (Brustkorb) nähert sich dem Schambein an (sternosymphysale Belastungshaltung), dadurch werden die Organe gequetscht und der Beckenboden belastet (Gefahr der Inkontinenz).

Ist der thorakale Rückenstrecker abgeschwächt, sollte der Schwerpunkt auf die Kräftigung gelegt werden. Oft kommt es vor, dass der thorakale Anteil zu schwach, der lumbale Anteil jedoch stark genug ist. Dann muss schwerpunktmäßig der thorakale Anteil gekräftigt werden.

Außerdem sollten die Mm. rhomboidei, der M. trapezius pars transversa und die Außenrotatoren im Schultergelenk gekräftigt werden.

Zervikaler Rückenstrecker

Der zervikale Rückenstrecker (M. erector spinae pars cervicis) ist meist passiv hyperton. Als Folge der Kompensation der Hyperkyphose im BWS-Bereich muss der Kopf in einer Hyperlordose gehalten werden, um sich nach vorne orientieren zu können. Durch diese Kompensation und/oder infolge von negativem Stress kommt es zu starken Muskelverspannungen, die Kopfschmerzen und Migräneanfälle auslösen können. Durch den Dauerdruck entstehen Mikrotraumen an der Bandscheibe durch dorsalen Druck und ventralen Zug an der Bandscheibe mit Expansionsdrang des Bandscheibenkerns (Nucleus pulposus) nach ventral. Die kleinen Wirbelgelenke werden stark belastet (Arthrosegefahr) und die Wahrscheinlichkeit von Bandscheibenvorfällen im HWS-Bereich nimmt zu. Die Muskulatur sollte sanft gedehnt und leicht gekräftigt werden. Besonders wichtig ist hierbei das Stoffwechseltraining.

Um die Kraft des M. erector spinae einschätzen zu können, wird entweder der statische Krafttest oder der dorsale Kettentest angewendet. Um die laterale Kraft zu testen, wird der laterale Kettentest durchgeführt (s. S. 40).

Statistischer Krafttest für den M. erector spinae

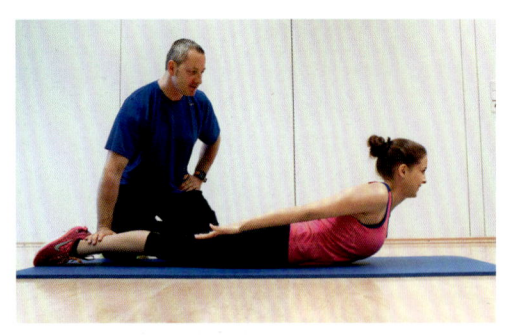

Note 3

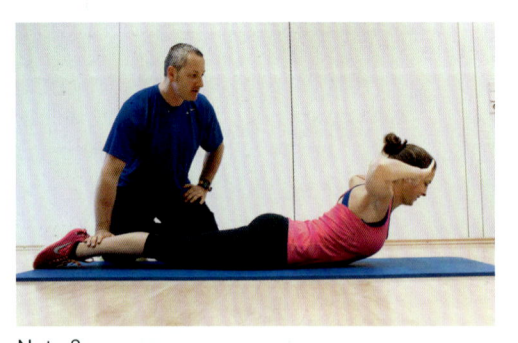

Note 2

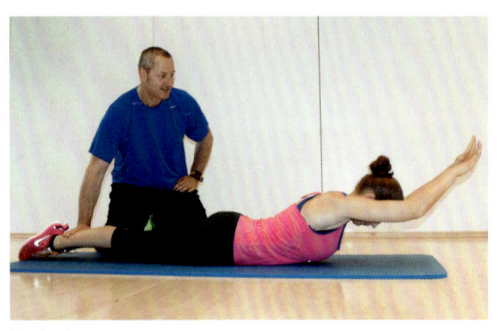

Note 1

Anweisungen:
- Bauchlage.
- Arme seitlich am Körper, außenrotiert.
- Tester fixiert leicht die Beine.
- Testperson hebt das Sternum (Brustbein) von der Unterlage ab.
- Die Position muss 40 Sekunden gehalten werden, nach 10–20 Sekunden Pause wird der Test noch einmal wiederholt.

Testziel: Messung der statischen Kraft des M. erector spinae.

Anwendungsbereich: alle

Normwerte:

Note 1 = Arme sind in Hochhalte, Oberkörper kann 2 x 40 Sek. gehalten werden.

Note 2 = Arme sind an der Stirn, Ellenbogen zeigen nach außen, Oberkörper kann 2 x 40 Sek. gehalten werden.

Note 3 = Arme sind am Körper außenrotiert, Oberkörper kann 2 x 40 Sek. gehalten werden.

Note 4 = wie 3, nur dass der Kunde keine 2 x 40 Sek. durchhält.

Note 5 = wie 3, nur kann der Kunde kaum den Brustkorb von der Unterlage lösen.

Kann sich der Kunde im LWS-Bereich gut halten, knickt aber im BWS-Bereich ein, ist der thorakale Rückenstrecker zu schwach.

Dorsaler Kettentest (für den M. erector spinae, die Mm. ischiocrurales und den M. glutaeus maximus)

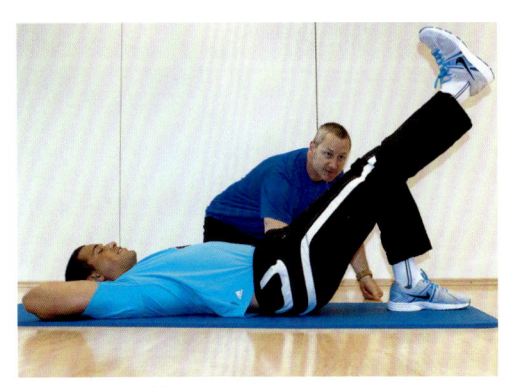

Ausgangsposition

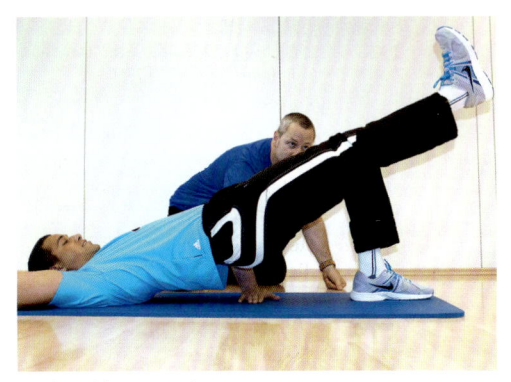

Endposition

Video 57

Anweisungen:
- Rückenlage, Beine aufgestellt, Hände am Hinterkopf, Ellenbogen liegen auf dem Boden.
- Bauch und Beckenboden anspannen.
- Ein Bein strecken und parallel zum anderen Oberschenkel halten.
- Das Gesäß leicht anheben, sodass eine Hand zwischen Gesäß und Boden passt.
- Das Gesäß so weit anheben, bis eine Linie entsteht (Oberschenkel, Gesäß, Oberkörper).
- So viele Wiederholungen wie möglich durchführen.
- Gezählt werden die korrekt durchgeführten Wiederholungen.
- Zur Kontrolle eine Hand unter das Gesäß legen, der Kunde muss jedes Mal die Hand des Trainers berühren (einheitlicher ROM).
- Bein wechseln.

Durch das gestreckte Bein entsteht ein hoher Zug über den langen Hebel am M. iliopsoas. Deshalb die Anamnese beachten.

Testziel: Getestet wird die komplette dorsale Kette: M. erector spinae, M. glutaeus maximus und Mm. ischiocrurales (hintere Oberschenkelmuskulatur).

Anwendungsbereich: Alle, es sollten keine Rückenbeschwerden vorliegen.

Normwerte für den dorsalen Test:

Frauen	sehr gut	gut	normal	schlecht	sehr schlecht
20–29 Jahre	> 29	25–28	21–24	18–20	< 17
30–39 Jahre	> 25	21–24	17–20	14–16	< 13
40–49 Jahre	> 23	18–22	13–17	9–12	< 8
50–59 Jahre	> 18	13–17	8–12	5–7	< 4
Männer	**sehr gut**	**gut**	**normal**	**schlecht**	**sehr schlecht**
20–29 Jahre	> 36	32–35	28–31	25–27	< 24
30–39 Jahre	> 32	28–31	24–27	20–23	< 19
40–49 Jahre	> 27	22–26	17–21	12–16	< 11
50–59 Jahre	> 25	20–24	14–19	10–13	< 9

Normwerte für den Rumpfbeugetest:

Frauen = w / Männer = m

Alter	20–29 Jahre	30–39 Jahre	40–49 Jahre	50–59 Jahre
sehr gut w	> 13 cm	> 11 cm	> 10 cm	> 8 cm
sehr gut m	> 8 cm	> 6 cm	> 6 cm	> 5 cm
gut w	8–13 cm	6–11 cm	4–10 cm	3–8 cm
gut m	3–8 cm	1–6 cm	1–6 cm	1–5 cm
mittel w	4–7 cm	2–5 cm	0–4 cm	0–2 cm
mittel m	-1–2 cm	-3–0 cm	-4–0 cm	-5–0 cm
schwach w	-1–3 cm	-3–1 cm	-4 bis -1 cm	-5 bis -1 cm
schwach m	-7 bis -2 cm	-9 bis -4 cm	-9 bis -3 cm	-11 bis -6 cm
sehr schwach w	< -1cm	< -3 cm	< -4 cm	< -5 cm
sehr schwach m	< -7 cm	< -9 cm	< -9 cm	< -11 cm

Beweglichkeitstest für den M. erector spinae zusammen mit den Mm. ischiocrurales / Rumpfbeuge

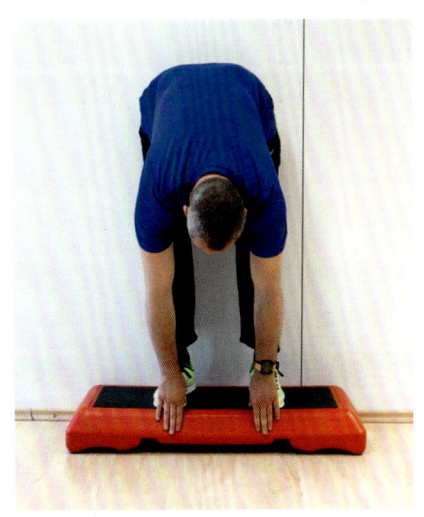

Anweisungen:
- Hüftbreiter Stand auf einer Erhöhung.
- Beine ganz durchgestreckt.
- Langsam und ohne zu federn so weit wie möglich nach vorne beugen und diese Position halten.

Gemessen wird der Abstand der Finger zum Sohlenniveau (= Nullpunkt der Messskala). Positive Werte = unterhalb der Bank, negative Werte = oberhalb der Bank.

Testziel: Messung der Beweglichkeit des Rumpfes (M. erector spinae) und der hinteren Oberschenkelmuskulatur (Mm. ischiocrurales).

Anwendungsbereich: Alle, es sollten keine akuten Rückenprobleme vorliegen.

Gute Beweglichkeit

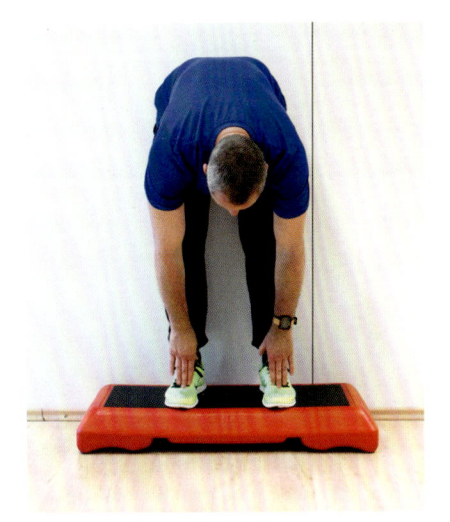

Schlechte Beweglichkeit

8.1 Übungen für den M. erector spinae

Schulterbrücke
(Grad 1, S, G)

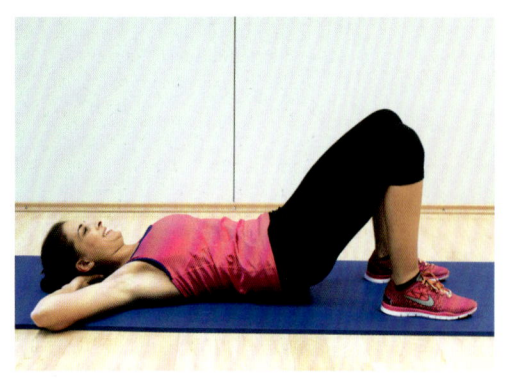

Ausgangsposition

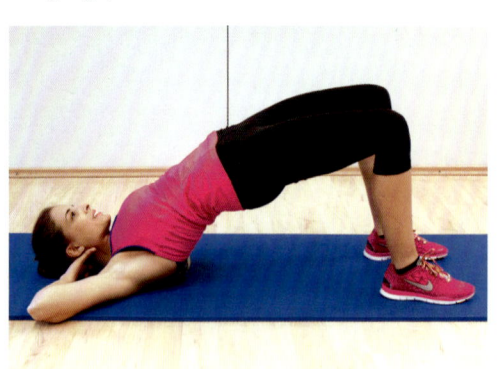

Endposition

Anweisungen:
- ▶ Rückenlage, Arme seitlich, außenrotiert am Körper oder Hände am Hinterkopf.
- ▶ Die Beine hüftbreit aufgestellt, der Kopf liegt locker auf der Unterlage.
- ▶ Das Gesäß anheben, bis Gesäß, Oberkörper und Oberschenkel eine Linie ergeben.
- ▶ In der exzentrischen Phase das Gesäß nicht ablegen.

Variationen:
- ▶ Hände am Hinterkopf (wie im Bild) Arme am Boden (Thorax geöffnet).
- ▶ Beine ganz eng zusammen, die Knie zusätzlich zusammenpressen.
- ▶ Mit den Beinen nach vorne laufen und zurück.

body•LIFE tv
Video 58

Schulterbrücke mit Druck des Partners
(Grad 2–3, PT, G)

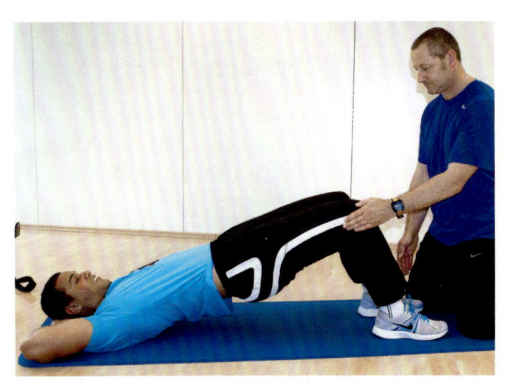

Druck von außen

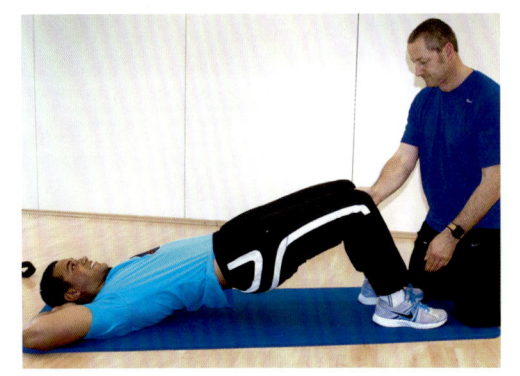

Druck von innen

Anweisungen:
- In die Schulterbrücke gehen (s. S. 120 Schulterbrücke).
- Der Trainer/Partner drückt von außen oder innen gegen ein Bein, der Trainierende muss schnellstmöglich reagieren und Gegendruck erzeugen.
- Je fortgeschrittener der Kunde, umso schneller kann gewechselt werden.

Variation: Auch mit ausgestreckten Beinen für sehr Fortgeschrittene durchführbar.

8 M. erector spinae

Schulterbrücke mit aufgelegtem Bein (Grad 2–3, S, G)

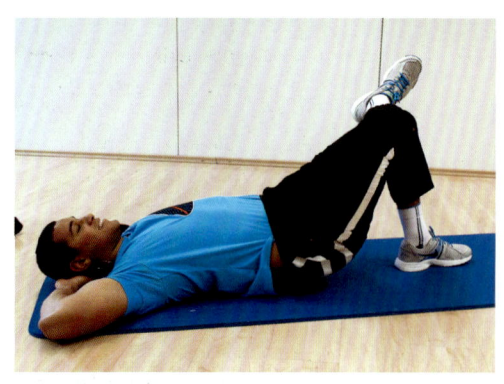

Ausgangsposition

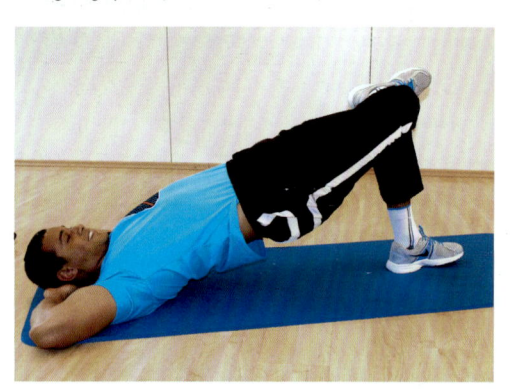

Endposition

Anweisungen:
- Ausgangsposition (s. S. 120 Schulterbrücke).
- Ein Bein wird auf das andere Knie gelegt, das Knie des aufgelegten Beines zeigt nach außen.
- Das Gesäß wird nach oben und unten bewegt (maximaler ROM). Nicht den Boden berühren!

Durch das aufgelegte Bein wird die Übung intensiver (fortgeschrittener), außerdem entsteht eine rotatorische Komponente, sodass die schräge Bauchmuskulatur stärker stabilisieren muss.

In der Schulterbrücke mit dem Pezziball rollen, beidbeinig (Grad 3, PT, G) *Sensomotorisches Training*

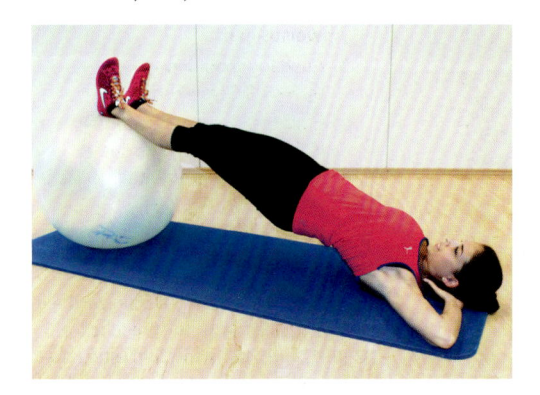

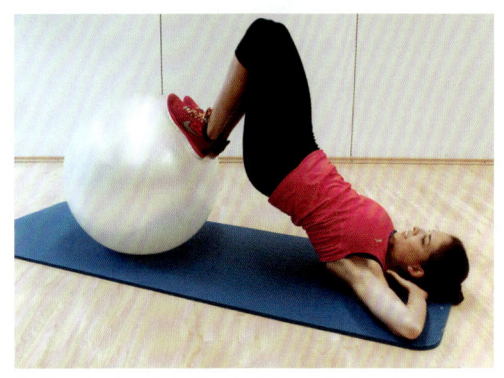

Anweisungen:
- Rückenlage, Beine auf dem Ball.
- Arme am Boden neben dem Körper.
- Gesäß hebt vom Boden ab.
- Bauch und Beckenboden anspannen.
- Den Ball mit den Füßen zum Gesäß heranrollen und wieder wegrollen.

Variation:
Sind die Arme am Hinterkopf und die Ellenbogen am Boden (wie im Bild unten), wird die Übung deutlich schwerer, mit nach hinten lang gestreckten Armen noch schwerer (Stabilisation).

Rollen in der Schulterbrücke mit Pezziball

Video 59

In der Schulterbrücke mit dem Pezziball rollen, einbeinig (Grad 4, PT, G)

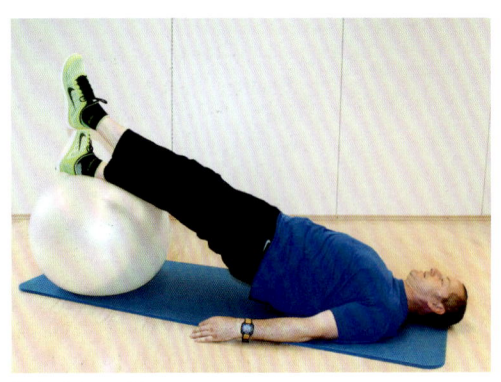

Zwischenposition

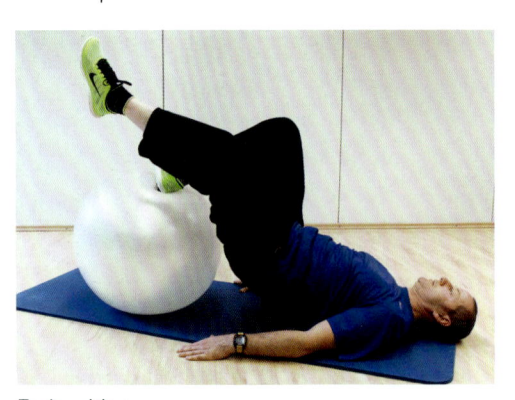

Endposition

Anweisungen:
- Ausgangsposition wie bei der vorherigen Übung.
- Ein Bein auf den Pezziball legen, das andere zeigt zur Decke, ist angewinkelt am Brustkorb oder nach vorne gestreckt (Bild).
- Den Ball heran- und wegrollen.
- Bauch und Beckenboden anspannen.

Variationen:
- Die Übung im schnellen Tempo durchführen.
- Den Schultergürtel auf einen Aero-Step legen.

Video 60

In der Schulterbrücke rollen mit 2 Bällen
(Grad 4, PT, G)

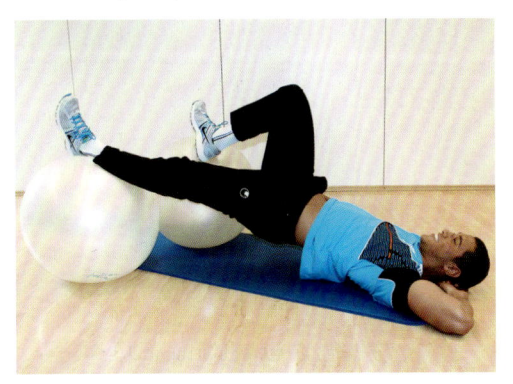

Zwischenposition

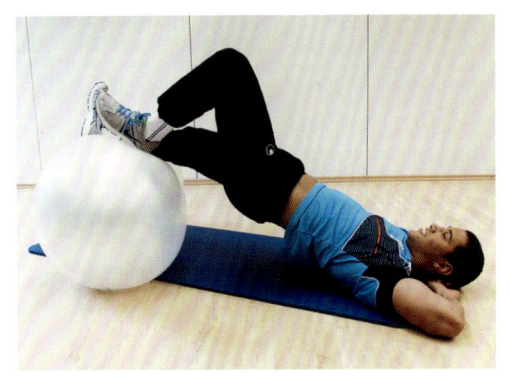

Variation: Beine rollen im Wechsel

Anweisungen:
- ▶ Ausgangsposition wie bei der vorherigen Übung.
- ▶ Unter jeden Fuß einen Ball (Bild).
- ▶ Beide Beine gleichzeitig heran- und wegrollen.
- ▶ Bauch und Beckenboden anspannen.

Variationen:
- ▶ Die Beine rollen im Wechsel.
- ▶ Mit maximalem Tempo rollen.
- ▶ Die Schultern auf einen Aero-Step legen.

Video 61

Schulterbrücke mit gestrecktem Bein (Grad 3, PT, S, G)

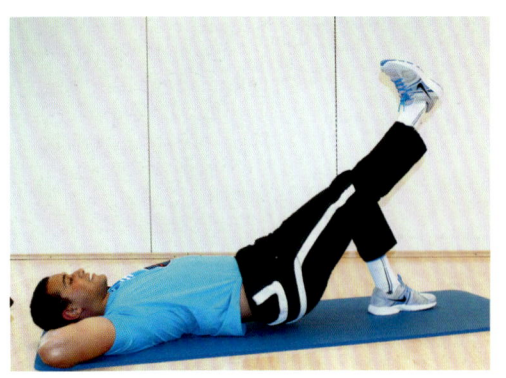

Ausgangsposition

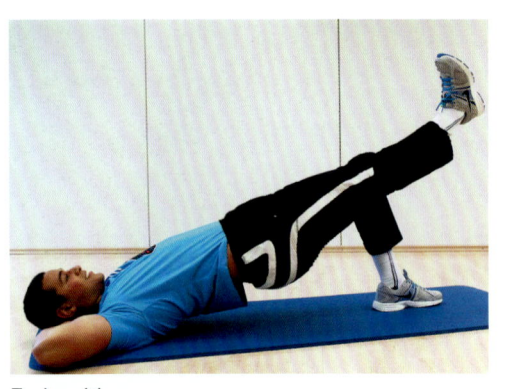

Endposition

Anweisungen:

- Es gelten die gleichen Anweisungen wie bei der Übung „Schulterbrücke mit aufgelegtem Bein".
- Das gestreckte Bein muss vom M. iliopsoas und seinen Synergisten gehalten werden. Es entsteht durch den langen Hebel ein starker Zug an den Lendenbandscheiben.
- Bei Rückenproblemen (Anamnese beachten) ist diese Übung nicht geeignet.

Ganzkörperstabilisation mit Partner (Grad 3, PT, G)

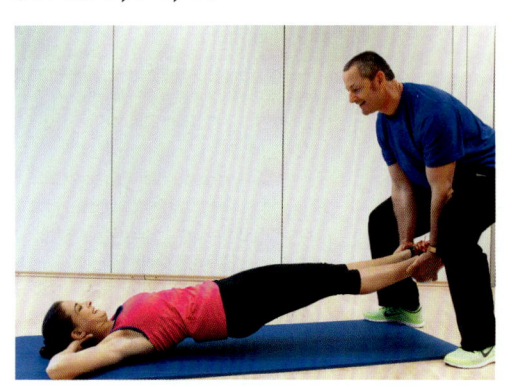

Ausgangsposition

Anweisungen:
- Rückenlage, gestreckte Beine.
- Beckenboden und Bauchmuskulatur anspannen.
- Der Trainer/Partner hebt die Füße des Trainierenden an.
- Ganzkörperspannung halten.

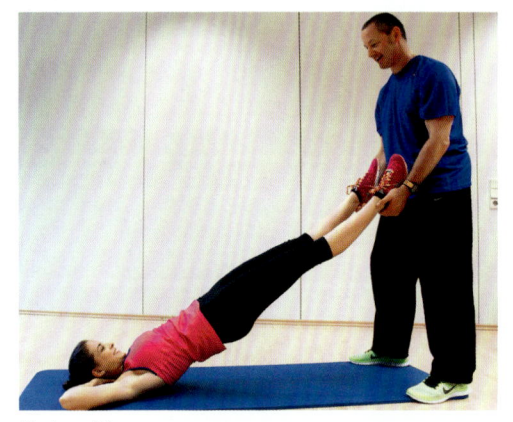

Endposition

Video 62

Ganzkörperstabilisation mit Partner und Loslassen des Beines im Wechsel (Grad 4–5, PT, G)

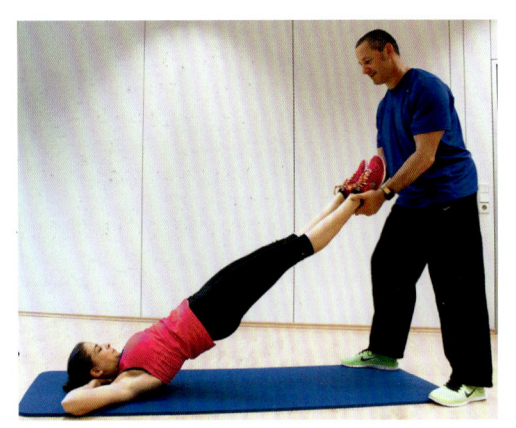

Anweisungen:
- Es gelten die gleichen Anweisungen wie bei der vorherigen Übung.
- Der Trainer/Partner lässt ohne Ansage eines der Beine los.
- Der Trainierende muss das Bein abfangen und den gesamten Körper stabilisieren.

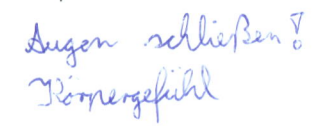

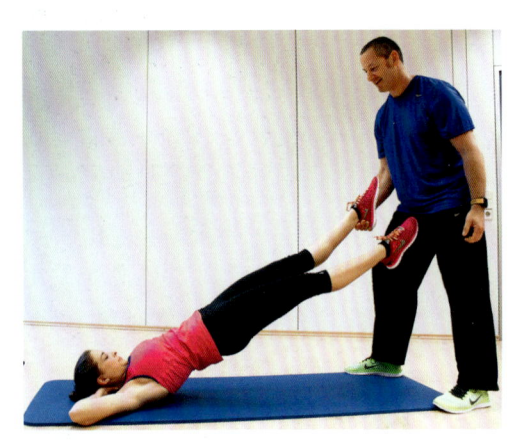

Augen schließen!
Körpergefühl

Ausgangsposition

Endposition

Video 63

Unterarmstütz rücklings
(Grad 2–3, S, G)

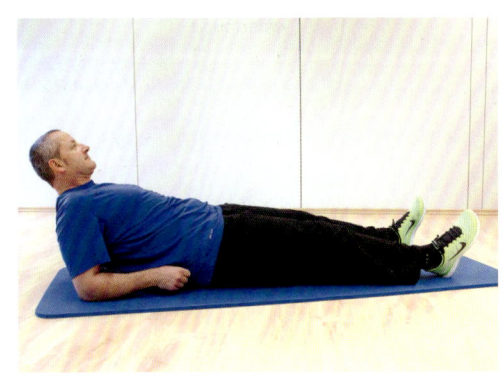

Ausgangsposition

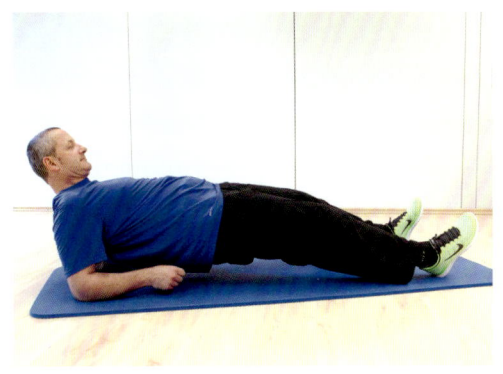

Endposition

Anweisungen:
- Rückenlage, Beine lang, mit den Unterarmen aufstützen.
- Den Oberkörper anheben, sodass eine Linie entsteht.
- Den Oberkörper anheben und senken.
- Nicht mit dem Gesäß den Boden berühren.

Variationen:
- Mit gestreckten Armen abstützen, dadurch vergrößert sich der ROM.
- Ein Bein auf das andere legen.

Anmerkung:
Bei dieser Übung hat man einen relativ kleinen ROM. Die Schulterbelastung kann als unangenehm empfunden werden (vor allem von Frauen).

Video 64

Übungeneher schlecht: → kleines ROM
→ Atmung nicht so gut
→ Frauen Oberweite unangenehm
→ Dicke Bauch unangenehm
→ Nacken unangenehm (wegen Verspannung)

Extension in Bauchlage
(Grad 2, G)

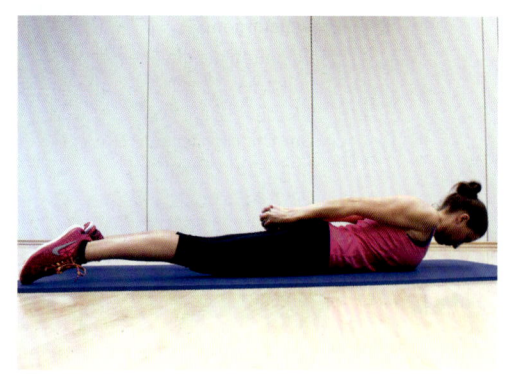

Ausgangsposition

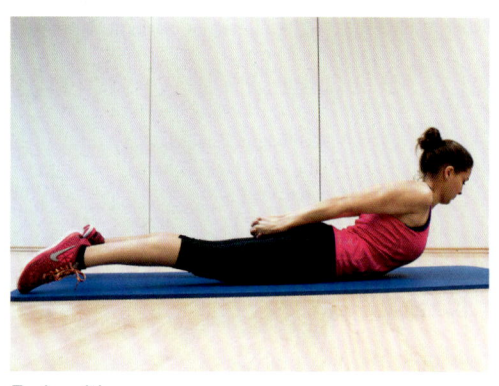

Endposition

Anweisungen:
- Bauchlage.
- Arme außenrotiert am Körper oder Hände seitlich am Kopf, Ellenbogen zeigen nach außen.
- Bauch anspannen.
- Oberkörper maximal anheben und wieder ablegen.

Generell sollte die Übung nur so durchgeführt werden, dass sich der Kunde dabei wohlfühlt.

Extension in Bauchlage mit Rotation (Grad 2, G)

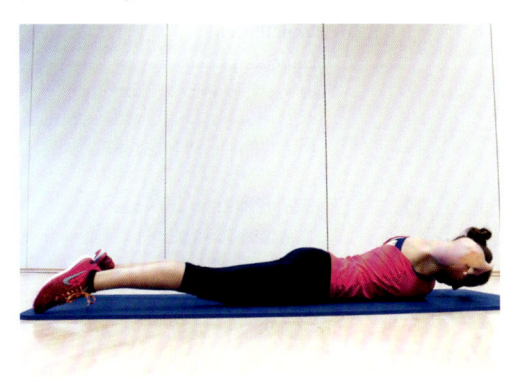

Ausgangsposition

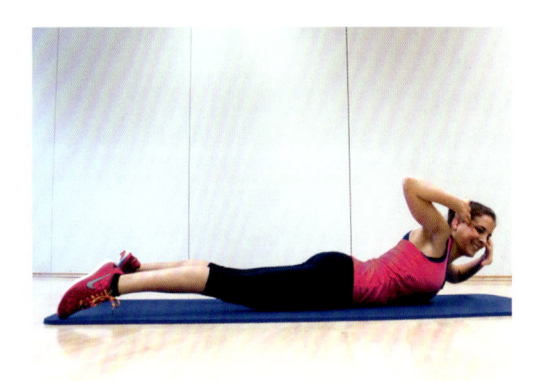

Endposition

Anweisungen:
- ▶ Es gelten die gleichen Anweisungen wie bei der vorherigen Übung.
- ▶ Der Oberkörper rotiert nach rechts und links.

Tipp:
Übungen in Bauchlage haben folgende Nachteile:
- ▶ Man hat kein großes ROM.
- ▶ Die Bauchlage ist nicht alltagsrelevant (wichtig im Gesundheitssport-Transfer).
- ▶ Die Atmung ist beeinträchtigt.
- ▶ Kleingeräte können nicht optimal integriert werden.
- ▶ Bei schlechter Beweglichkeit kann man nicht gut rotieren.

Aus diesen Gründen bauen wir Übungen in Bauchlage selten in die Kurse ein.

Extension in Bauchlage mit M. serratus-anterior-Dehnung (Grad 2–3, G)

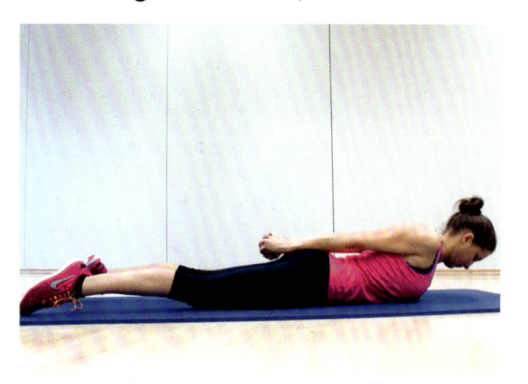

Ausgangsposition

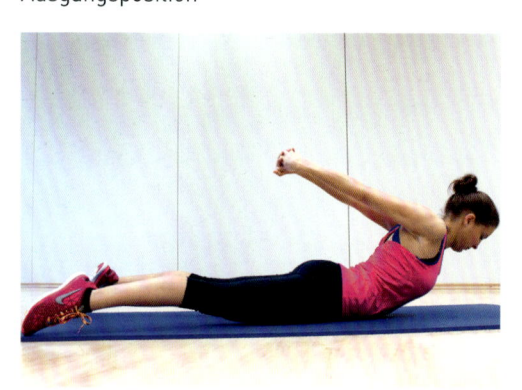

Endposition

Anweisungen:
- Es gelten die gleichen Anweisungen wie bei der „Extension in Bauchlage".
- Hände am Gesäß falten und so weit es geht vom Gesäß abheben.
- Schulterblätter maximal zusammenführen.
- Oberkörper so weit wie möglich anheben.
- Eventuell oben halten und mit den Armen nach hinten oben wippen.

Vierfüßlerstand, rechter Arm und linkes Bein zusammen und auseinander (Grad 2, S)

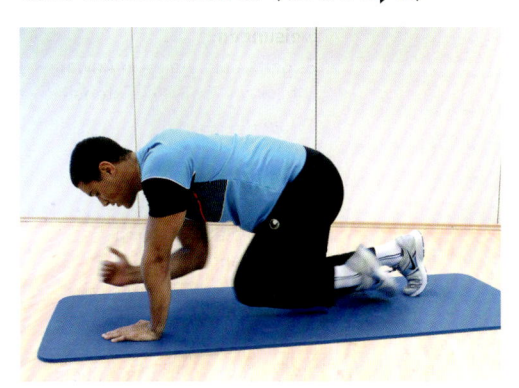

Ausgangsposition

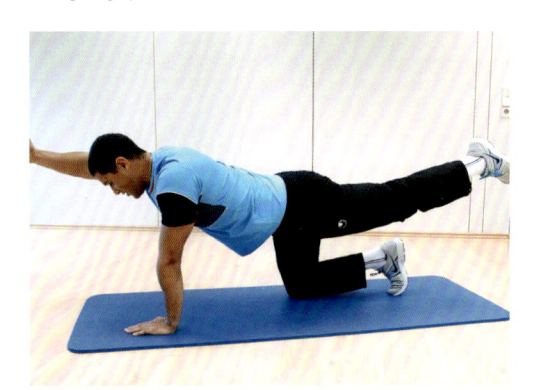

Endposition

Anweisungen:
- ▶ In den Vierfüßlerstand gehen, entweder auf den Händen oder den Fäusten.
- ▶ Physiologische Lordose beachten.
- ▶ Den rechten Arm und das linke Bein strecken und zusammenführen.
- ▶ Arm und Bein ganz strecken, den Kopf dabei mit nach oben nehmen.
- ▶ Über die Bauchmuskulatur und den Beckenboden stabilisieren.

Variationen:
- ▶ Den gestreckten Arm und das gestreckte Bein anheben/senken.
- ▶ Die Übung im maximalen Tempo durchführen.

8 M. erector spinae

Video 65

Vierfüßlerstand, rechter Arm und linkes Bein zusammen und auseinander auf der Fitnessschnecke (Grad 4, PT, G)

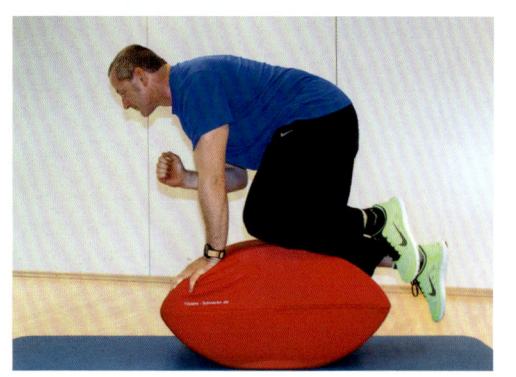

Anweisungen:
Auf der Fitnessschnecke wird die Übung stabilisatorisch deutlich anspruchsvoller. Das Gleichgewichtsgefühl des Kunden wird trainiert.

Variationen:
- Den gestreckten Arm und das gestreckte Bein anheben/senken.
- Die Übung im maximalen Tempo durchführen.

Ausgangsposition

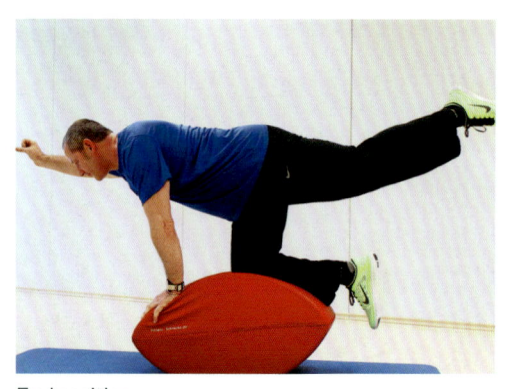

Endposition

Video 66

Vierfüßlerstand, Druck des Partners gegen das gestreckte Bein (Grad 4, PT, G)

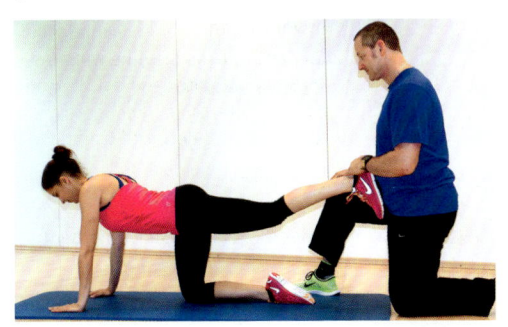

Anweisungen:
- Vierfüßlerstand.
- Beckenboden und Bauchmuskulatur anspannen.
- Ein Bein nach hinten strecken, Oberkörper, Gesäß und Bein ergeben eine Linie.
- Der Trainer / Partner gibt Druck von verschiedenen Seiten ohne Ansage gegen das Bein.
- Der Trainierende muss das Bein in der Position und das Gleichgewicht halten.

Druck von oben

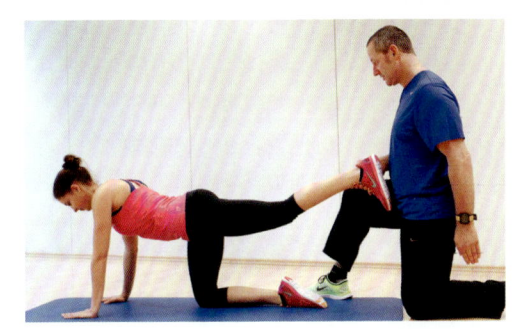

Druck von außen

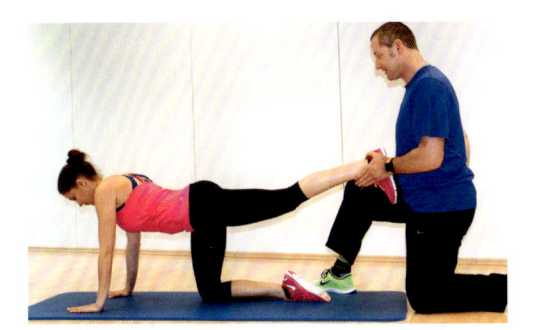

Druck von innen

8 M. erector spinae

Vierfüßler, rechter Arm und rechtes Bein zusammen und auseinander (Grad 3, PT, G)

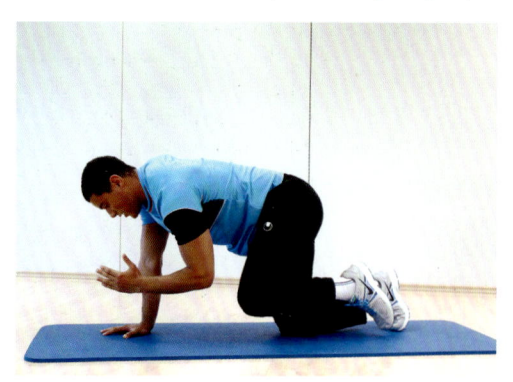

Anweisungen:
- Es gelten die gleichen Anweisungen wie bei der Übung auf S. 133.
- Das Becken stabil halten, möglichst parallel zum Boden.

Ausgangsposition

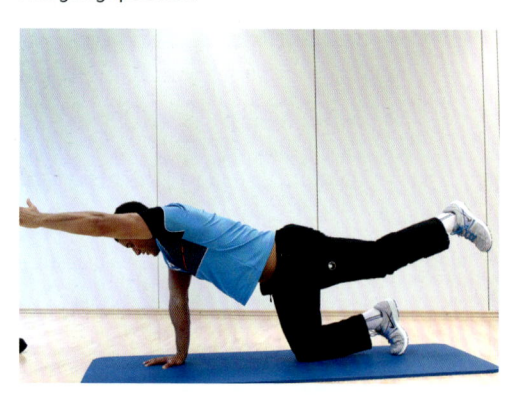

Endposition

Video 67

Beugen und Strecken in Senkhalte (Grad 3, PT,G)

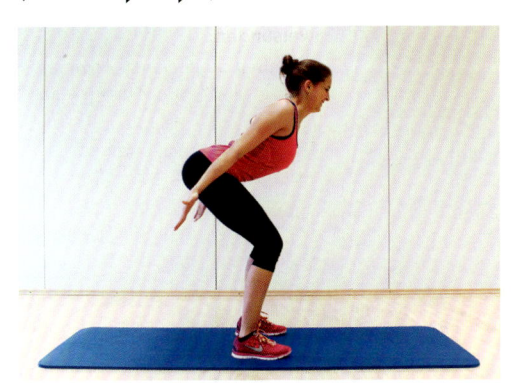

Ausgangsposition

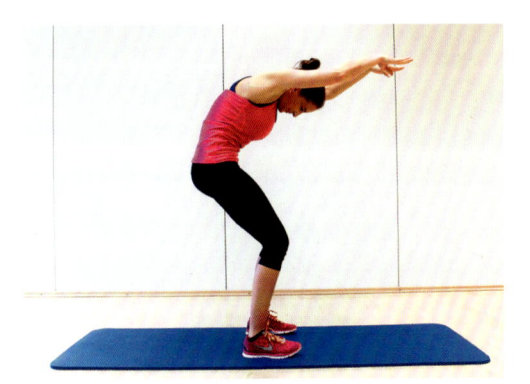

Endposition

Anweisungen:
- ▶ Stabiler Stand, Dreipunktbelastung, „Kurzer Fuß" nach Janda.
- ▶ Den Oberkörper so weit nach vorne legen, dass man die physiologische Lordose gerade noch halten kann.
- ▶ Die Lordose mit der Hand kontrollieren.
- ▶ Bauch und Beckenboden anspannen.
- ▶ Die Arme außenrotiert am Körper, Rücken in der physiologischen Schwingung halten.
- ▶ Die Wirbelsäule beugen und gleichzeitig die Arme nach oben nehmen.

Sehr anstrengend wegen langem Hebel (Arme).

8 M. erector spinae

Video 68

Rotation in Senkhalte
(Grad 3, PT, G)

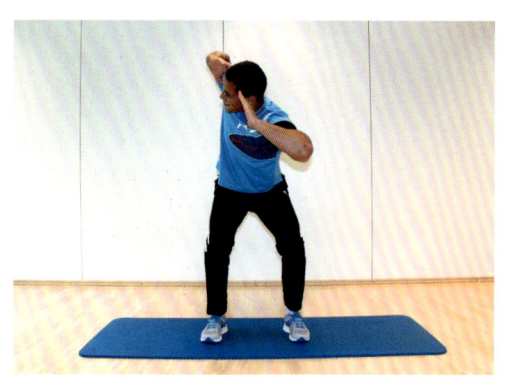

Ausgangsposition

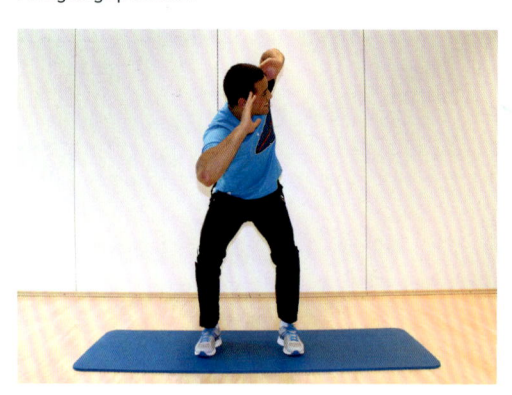

Endposition

Anweisungen:
- Ausgangsposition wie beim „Beugen und Strecken in Senkhalte".
- Die Hände seitlich am Kopf, Ellenbogen ganz außen (Thoraxöffnung).
- Langsame, große Rotationen durchführen über den maximalen ROM.
- Beine stabil halten.

Variationen:
- Kurze, aber sehr schnelle Rotationen durchführen. *
- Eine Hand in die LWS, anderer Arm gestreckt und dann maximal rotieren.

* Wegen Verletzungsgefahr des passiven Bewegungsapparat!

am über Kopf führen

Elevation in Senkhalte mit beiden Armen (Grad 3, G)

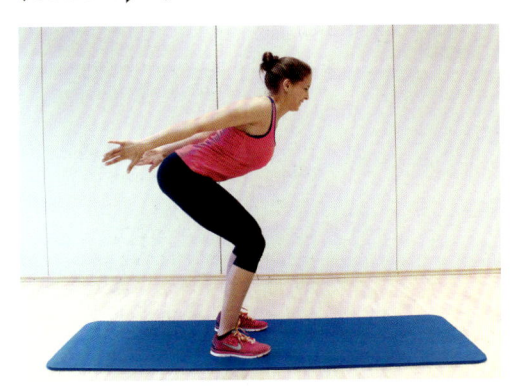

Ausgangsposition

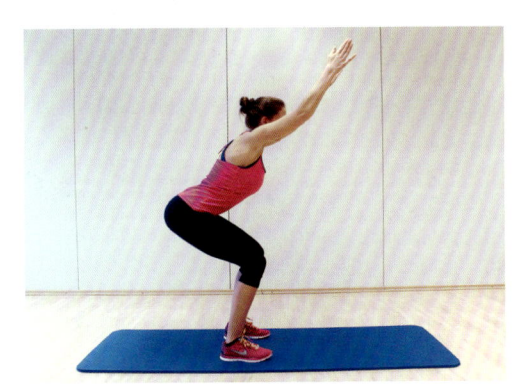

Endposition

Anweisungen:
- Ausgangsposition wie beim „Beugen und Strecken in Senkhalte".
- Die Arme am Körper.
- Die Arme maximal in die Elevation führen.
- Der Oberkörper bleibt ruhig.
- Mit den Beinen leicht mitfedern (fördert die Durchblutung der Streckerschlinge).

Variationen:
- Arme im Wechsel in die Elevation führen.
- Arme rückführen in Senkhalte mit einer Kurzhantel (Grad 3–4, PT, G).

8 M. erector spinae

Video 69

Arme rückführen in Senkhalte mit einer Kurzhantel (Grad 3-4, G)

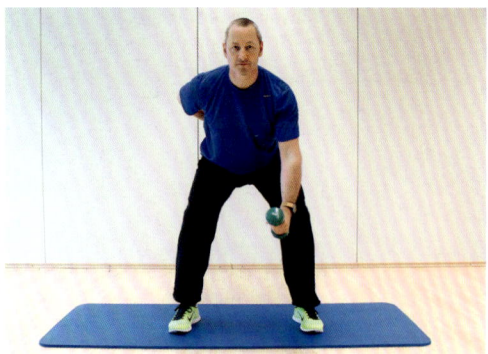

Ausgangsposition

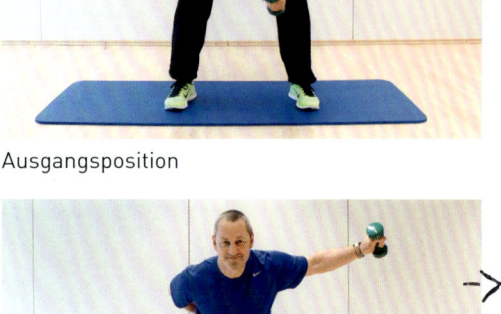

Endposition

Anweisungen:
- Ausgangsposition wie beim Beugen und Strecken in Senkhalte.
- Ein Arm kann zur Kontrolle der physiologischen Lordose in den LWS-Bereich gelegt werden.
- Beckenboden und Bauchmuskulatur anspannen.
- Den fast gestreckten Arm seitlich nach außen führen.
- Arm nicht strecken.
- Handgelenk stabil halten.
- Keine Rotation im Rumpf durchführen.

→ Multifidi müssen arbeiten, damit der Körper nicht in eine Rotation verfällt.

Video 70

Rotation in Senkhalte mit einer Kurzhantel in U-Halte (Grad 4, PT, G)

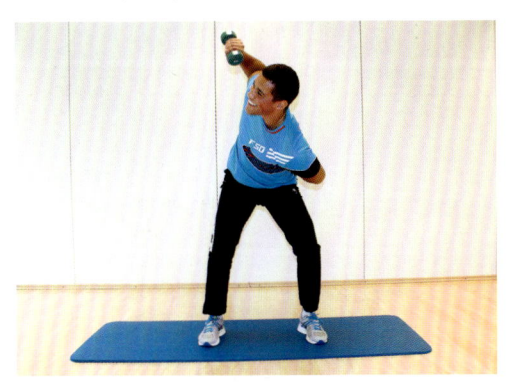

Anweisungen:
- Ausgangsposition wie beim Beugen und Strecken in Senkhalte S. 137.
- Der Arm wird im 90°-Winkel in Verlängerung der Schulter gehalten.
- Oberarm-Unterarm-Winkel beträgt 90° Grad.
- Den Oberkörper maximal zur Seite rotieren.

Ausgangsposition

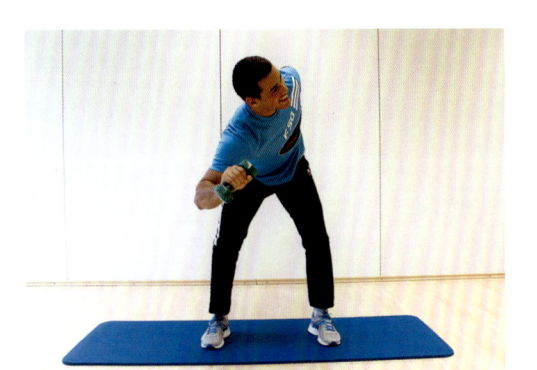

Endposition

Video 71

Übungen im Einbeinstand/Übungen in der Standwaage

Übungen im Einbeinstand haben den zusätzlichen Effekt, dass man eine rotatorische Komponente erhält. Der Oberkörper dreht sich und diese Rotation muss vor allem von der tiefen Schicht des M. erector spinae ausgeglichen werden. Man benötigt eine sehr gute Ganzkörperspannung. Die Variationsvielfalt ist sehr groß.

Standwaage, rechter Arm und linkes Bein zusammen und auseinander (Grad 3–4, PT, G)

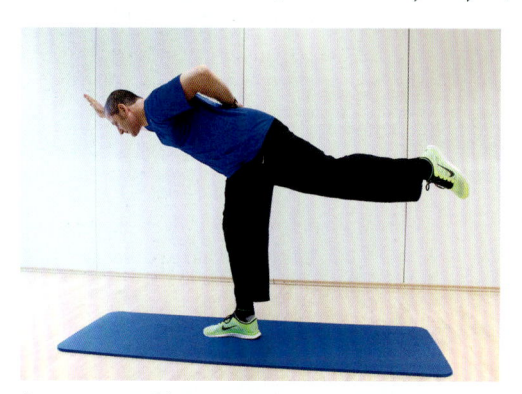

Ausgangsposition

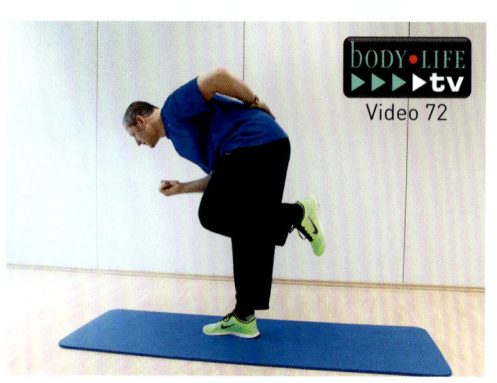

Video 72

Endposition

Anweisungen:
- Stabiler Stand auf einem Bein, Dreipunktbelastung.
- Den Oberkörper so weit nach vorne legen, dass man die physiologische Lordose gerade noch halten kann und das Gleichgewicht behält.
- Den rechten Arm und das linke Bein zusammenführen und dann so weit wie möglich auseinanderführen.
- Den Körper dabei maximal in die Länge ziehen.
- Über die Bauchmuskulatur und den Beckenboden stabilisieren.
- Den Kopf leicht in die Überstreckung nach hinten nehmen. Dadurch wird der M. erector spinae besser aktiviert und die Schwingungen der Wirbelsäule richten sich automatisch optimal aus.

Variationen:
- Die Bewegung im maximalen Tempo ausführen.
- Auf eine labile Unterlage stellen (Aero-Step, Balance Pad, doppelte Airex-Matte u.a.).

Standwaage, Arme rückführen mit Kurzhantel (Grad 4–5, PT, G)

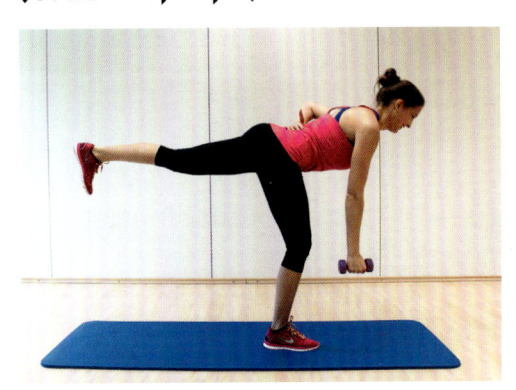

Ausgangsposition

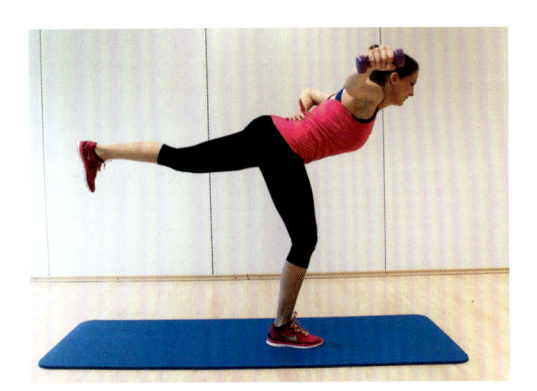

Endposition

Anweisungen:
- Ausgangsposition wie bei der vorherigen Übung.
- In einer Hand eine Hantel.
- Den Arm fast gestreckt nach außen führen.
- Der Oberarm-Rumpf-Winkel sollte ca. 90° betragen.
- Das Schulterblatt (Scapula) zur Wirbelsäule ziehen.

Variationen:
- Die Übung im schnellen Tempo durchführen.
- Gleichzeitig das Spielbein beugen und strecken.
- Gleichzeitig das gestreckte Spielbein heben und senken.
- Die Übung auf einer labilen Unterlage durchführen.

8 M. erector spinae

Video 73

Standwaage, Elevation mit Kurzhantel (Grad 4–5, PT, G)

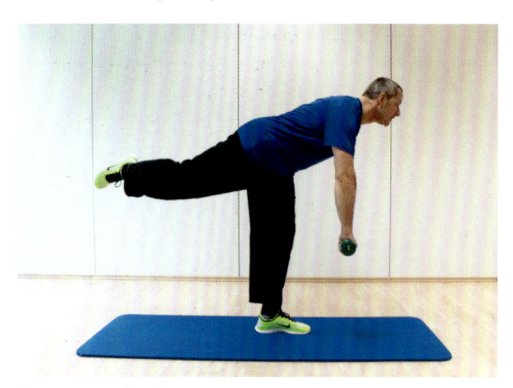

Ausgangsposition

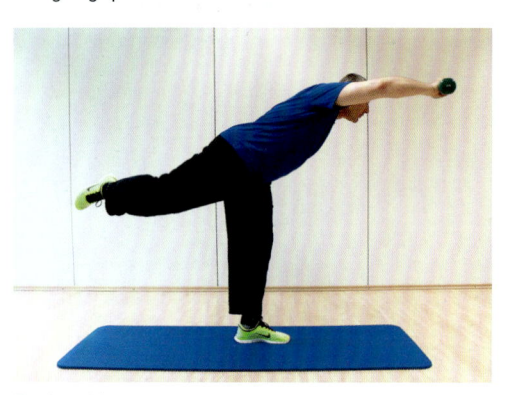

Endposition

Anweisungen:
- Ausgangsposition wie bei der vorherigen Übung.
- Die freie Hand zur Kontrolle der physiologischen Lordose in die Lendenwirbelsäule legen.
- Gestreckten Arm mit Hantel nach vorne (Elevation) und wieder zurückführen.
- Bauch und Beckenboden anspannen.

Variationen:
- Am Ende der Übung eine Rotation einbauen.
- Die Übung im schnellen Tempo durchführen.
- Die Übung mit zwei Hanteln gleichzeitig durchführen.
- Zusätzlich das freie Bein beugen und strecken.
- Das gestreckte hintere Bein heben und senken.
- Die Übung auf einer labilen Unterlage durchführen (Airex-Matte, Aero-Step, Balance Pad usw.).

Video 74

Standwaage mit Extension des Beines mit Kurzhantel (Grad 4, PT, G)

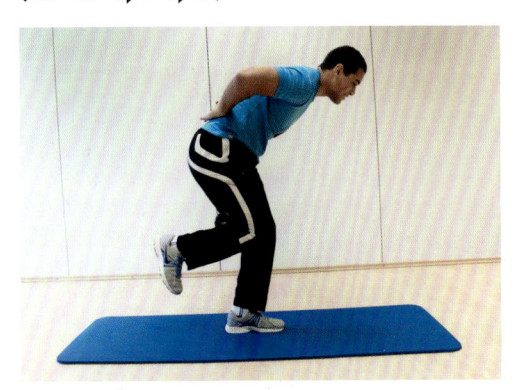

Ausgangsposition

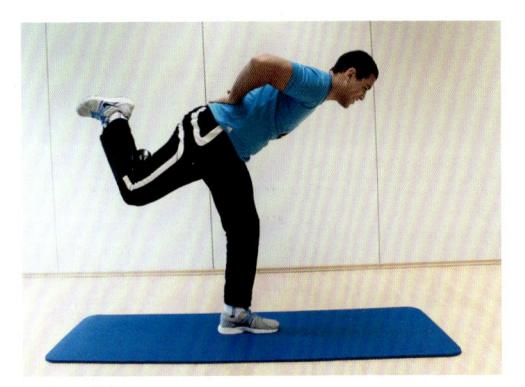

Endposition

Anweisungen:
- Ausgangsposition wie bei der vorherigen Übung.
- Eine Kurzhantel in die Kniekehle klemmen.
- Das Bein in der Hüfte beugen und strecken.

Variationen:
- Die Übung mit Rückführen der Arme kombinieren.
- Die Übung mit einer Elevation kombinieren.
- Die Übung mit einer Rotation aus der Wirbelsäule kombinieren.

Video 75

Rudern zum Bauch mit Extension im Hüftgelenk in der Standwaage (Grad 4–5, PT, G)

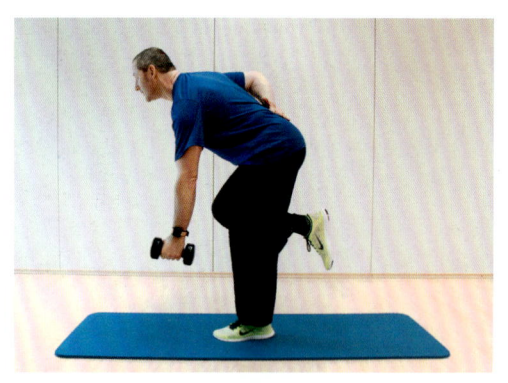

Ausgangsposition

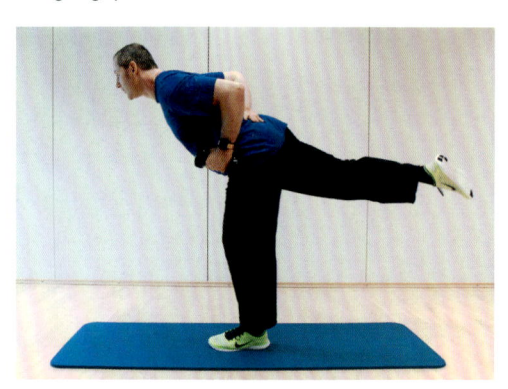

Endposition

Anweisungen:
- Ausgangsposition wie bei der vorherigen Übung.
- In einer Hand eine Kurzhantel, diese eng am Körper nach hinten ziehen.
- Das Schulterblatt dabei nach unten ziehen.
- Gleichzeitig das Bein nach hinten strecken, bis eine Linie vom Oberkörper über das Gesäß bis zum Bein entsteht.

Tipp:
Dabei werden gleichzeitig der M. glutaeus maximus und der M. latissmus dorsi trainiert, was sich positiv auf die diagonale Verspannung der Fascia thoracolumbalis auswirkt.

Latissimus - gluteus - Selling
-) Fascia - thoracolumbalis

Video 76

Standwaage mit Druck des Partners gegen das Bein (Grad 5, PT)

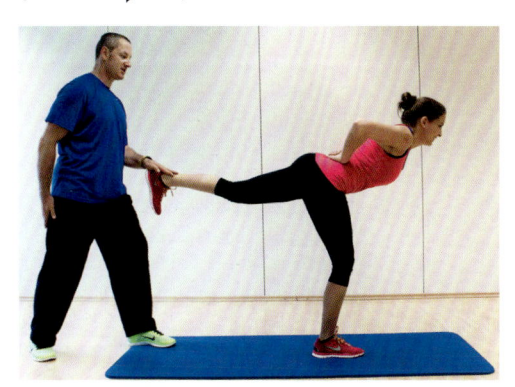

Anweisungen:
- Ausgangsposition wie bei der vorherigen Übung.
- Der Trainer drückt gegen das gestreckte Bein ohne vorherige Ansage.
- Der Trainierende versucht, das Gleichgewicht und das Bein oben zu halten.

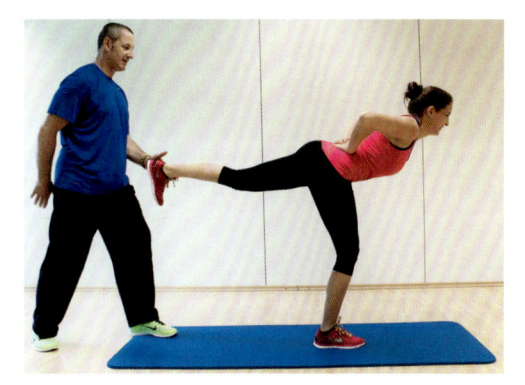

Ausgangsposition

Endposition

Video 77

Backextensions mit Pezziball
(Grad 2–3, PT, S, G)

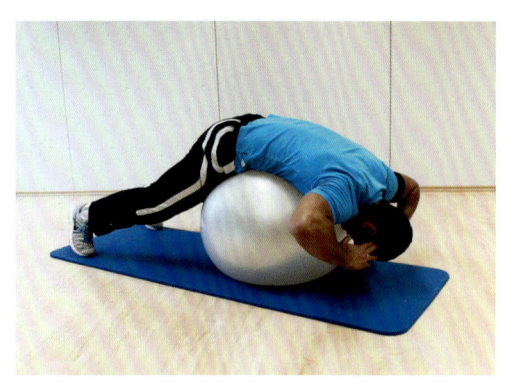

Ausgangsposition

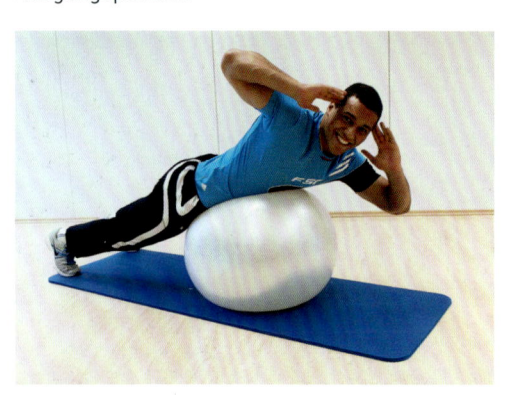

Endposition

Anweisungen:
- Bauchlage auf dem Pezziball.
- Beine breit aufstellen (leicht) oder eng zusammen (schwer).
- Bauch und Beckenboden anspannen.
- Die Arme seitlich am Kopf, Ellenbogen bleiben außen (Thoraxöffnung).
- So weit es geht, Oberkörper über den Ball legen und wieder aufrichten.
- Am Ende eine Rotation ausführen.

Variation:
- Eine Hand zur Kontrolle in die Lendenwirbelsäule legen, den anderen Arm in Schulterhöhe zur Seite strecken und rotieren.
- Dasselbe mit einer Kurzhantel.
- Alle Variationen können auch mit einem Partner durchgeführt werden, der die Beine des Trainierenden hält.

Video 78

Backextensions 45° (Grad 2, S)

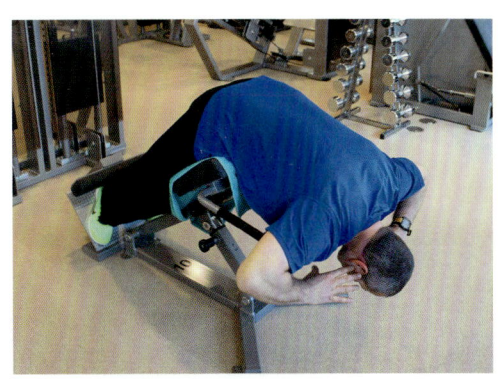

Ausgangsposition

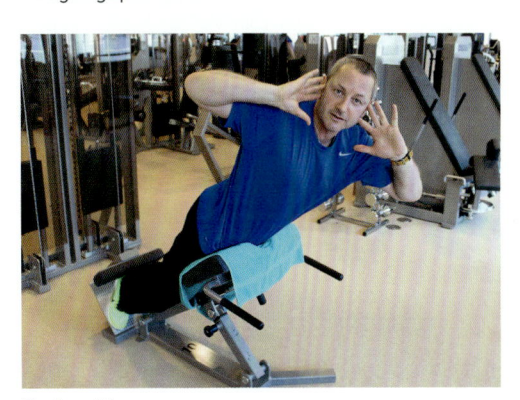

Endposition

Anweisungen:
- ▶ Das Hüftpolster so einstellen, dass die Hüfte fixiert ist (Polster geht von Beckenkamm zu Beckenkamm, der Bauchnabel ist frei).
- ▶ Die Beine werden durch das Polster an der Achillessehne fixiert.
- ▶ Die Beine bleiben immer leicht gebeugt.
- ▶ Bauch und Beckenboden anspannen.
- ▶ Oberkörper leicht einrollen und strecken.
- ▶ Oben rotieren.
- ▶ Wenn keine Probleme vorliegen, kann man sich auch vollständig einrollen und strecken. Dies bedeutet eine etwas höhere Belastung für die Bandscheiben (Anamnese beachten), trainiert aber den M. erector spinae effektiver. Eine Variante für den Leistungssport.
- ▶ Durch Variation der Arme kann der Schweregrad bestimmt werden. „Arme am Körper, außenrotiert" ist die leichteste Variante. Mit „Händen seitlich am Kopf, Ellenbogen außen" wären wir bei der mittleren Variante. „Mit nach oben gestreckten Armen" ist die schwerste Variante.

8 M. erector spinae

BODY•LIFE ▶▶▶▶tv
Video 79

Backextensions 45° mit Deuserband
(Grad 4, PT, S)

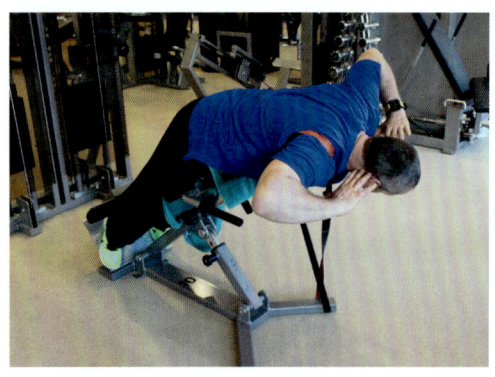

Ausgangsposition

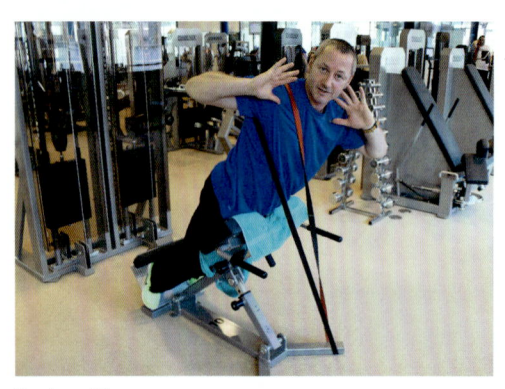

Endposition

Anweisungen:
- ▶ Position einnehmen wie bei der vorherigen Übung.
- ▶ Das Deuserband diagonal befestigen und um die Schulter schlingen.
- ▶ Aus der maximalen Vordehnung in die entgegengesetzte Rotation arbeiten.
- ▶ Bauch und Beckenboden anspannen.

Durch das Deuserband wird die Übung deutlich erschwert. Das Band übt einen diagonalen Zug aus, der durch die tiefe Schicht des M. erector spinae (bzw. die M. multifidi und die M. rotatores usw.) ausgeglichen wird.

Lateralflexion an den 45°-Backextensions
(Grad 2–3, S)

Diese Übung wurde bei der Abdominalmuskulatur besprochen (s. S. 73).

Rücken, Maschine sitzend
(Grad 1, S)

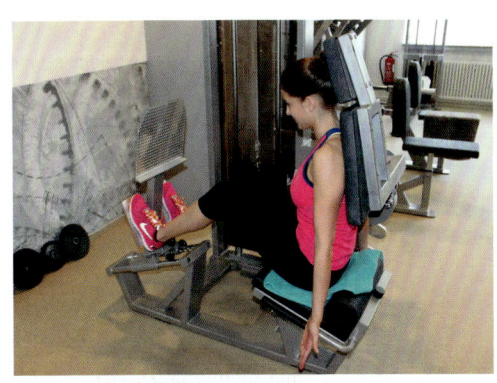

Ausgangsposition

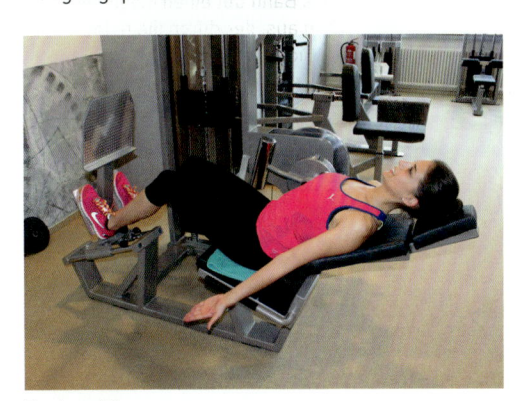

Endposition

Anweisungen:
- ▶ Schulterpolster so positionieren, dass es auf dem Schultergürtel liegt, bzw. Rücken an die Lehne.
- ▶ Füße zur besseren Stabilisation auf die Platte.
- ▶ Mit dem Gesäß ganz an die Rückenlehne rutschen.
- ▶ Extension durchführen über das maximale ROM. Dieses kann an der Maschine individuell eingestellt werden.
- ▶ Bauch und Beckenboden anspannen.

Variation:

Der ROM kann an der Maschine eingestellt werden, sodass der Schwerpunkt auf den kompletten M. erector spinae oder evtl. bei einer starken Hyperkyphose nur auf den thorakalen Bereich gelegt werden kann.

8 M. erector spinae

Video 80

Kreuzheben/Dead Lift
(Grad 3, PT, S, G)

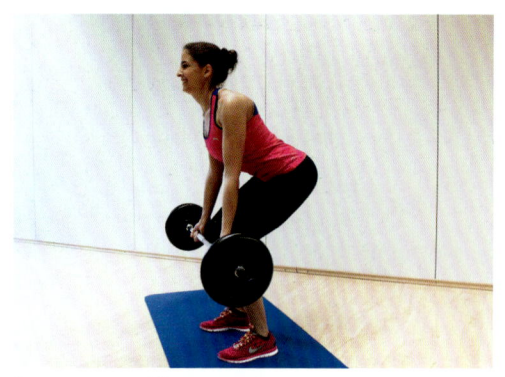

Ausgangsposition

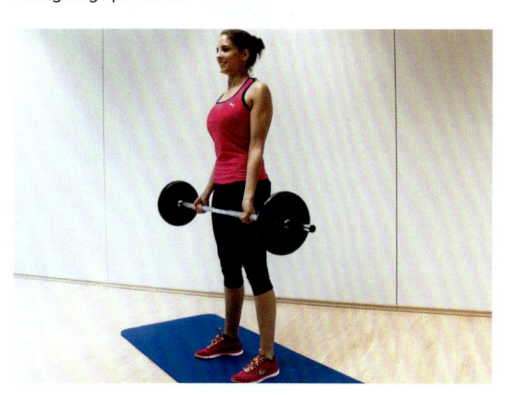

Endposition

Video 81

Anweisungen:
- ▶ Stabiler Stand, Dreipunktbelastung, „Kurzer Fuß" nach Janda.
- ▶ Bauch und Beckenboden anspannen.
- ▶ Stange außenrotiert greifen (bessere Thoraxöffnung).
- ▶ Physiologische Lordose einnehmen.
- ▶ Blick nach vorne (evtl. im Spiegel kontrollieren).
- ▶ Beine beugen und strecken.

Im Gesundheitssport mit älteren Menschen führt man die Übung oft nur bis ca. 70° durch, um nicht zu hohe Belastungen auf die Menisken und andere passive Strukturen zu provozieren. Bei jüngeren Gesundheitssportlern oder Kunden ohne Probleme wird die Übung bis ca. 90° durchgeführt. Dies entspricht in etwa der Höhe einer Sprudelkiste. Dadurch wird eine optimale Hebetechnik eingeübt und antrainiert. Im Leistungssport muss die Übung über den vollen ROM durchgeführt werden, um eine maximale Effektivität zu erzielen.

Bei einer Hyperlordose ist diese Übung besonders geeignet, da es beim Kreuzheben relativ einfach ist, die physiologische Lordose zu halten. Kunden mit Hyperkyphose tendieren dazu, sich sehr rund zu machen. Für sie ist deshalb die Übung „Kniebeugen" besser geeignet. Kunden mit unauffälliger Wirbelsäule können selbstverständlich auch Kreuzheben durchführen.

Variation:
- Bei älteren Menschen ist es sinnvoll, die Übung anfangs nur mit einem Gymnastikstab einzuführen, damit sich der Kunde optimal auf die Technik konzentrieren kann. Als Hilfe können im Studio eine Bank und in der Gymnastik ein Stuhl herangezogen werden. Der Kunde soll sich auf die Bank setzen und aufstehen. Später soll er die Bank nur leicht berühren. Im weiteren Verlauf nimmt man die Bank weg und der Kunde führt die Bewegung komplett frei durch.
- Auf einem labilen Untergrund (Aero-Step, Balance Pad u.a.) wird die Übung schwerer und erhält einen sensomotorischen Effekt.

Beteiligte Muskulatur

Streckerschlinge:
- Extension der Wirbelsäule durch den M. erector spinae,
- Extension der Hüfte durch den M. glutaeus maximus, die Mm. ischiocrurales und den M. adduktor magnus,
- Extension des Kniegelenks durch den M. quadriceps femoris (M. rectus femoris, M. vastus medialis, M. vastus intermedius, M. vastus lateralis), den M. tensor fasciae latae und den M. glutaeus maximus über den Traktusansatz.
- Plantarflexion im Sprunggelenk durch den M. gastrocnemius und den M. soleus.

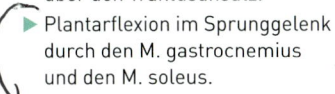

Pointen

Kniebeugen an der Multipresse (Grad 2, S)

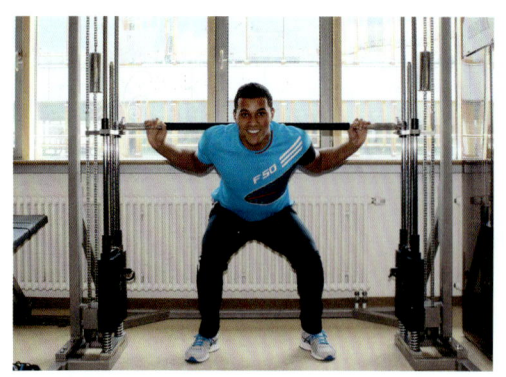

Ausgangsposition

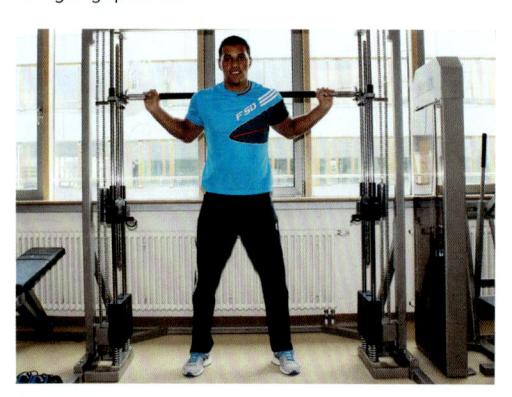

Endposition

Anweisungen:

▶ „Kniebeugen" wird genau gleich durchgeführt wie „Kreuzheben", nur dass die Stange jetzt auf dem Schultergürtel liegt.

▶ Durch die Multipresse ist die Übung geführt, sodass sich der Kunde die Technik perfekt aneignen kann.

Durch die Stange auf dem Schultergürtel wird das Becken mehr gekippt, was zu einer Lordosierung sowie zu einer Aufrichtung des Thorax führt. Deshalb ist die Übung für Kunden mit Totalrundrücken (Hypolordose und Hyperkyphose) sehr gut geeignet. Kunden mit sehr starker Lordose (Hyperlordose) neigen dazu, noch extremer zu lordosieren (Beckenkippung wird verstärkt), was nicht zu empfehlen wäre.

Variation:

Die Übung auf einer labilen Unterlage durchführen (Aero-Step, Balance Pad u.a.).

Video 82

Kniebeugen
(Grad 3–4, PT, S, G)

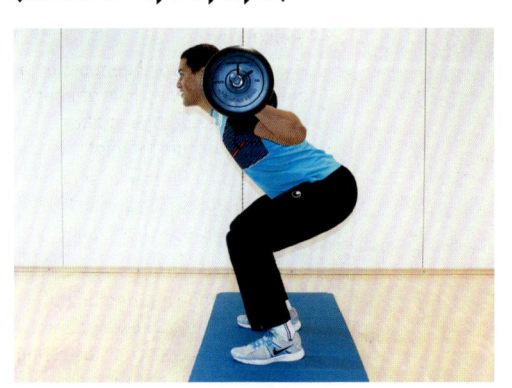

Ausgangsposition

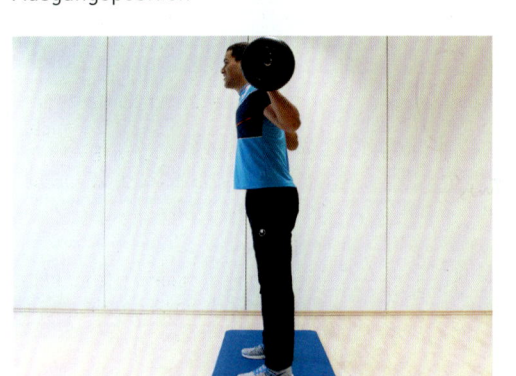

Endposition

Anweisungen:

▶ Die Übung wird genauso durchgeführt wie die Kniebeugen an der Multipresse.

Durch das freie Training werden sowohl die Stabilisationsfähigkeit als auch die intermuskuläre Koordination effektiv trainiert.

Video 83

Kniebeugen mit einseitigem Gewicht
(Grad 4, PT, S, G)

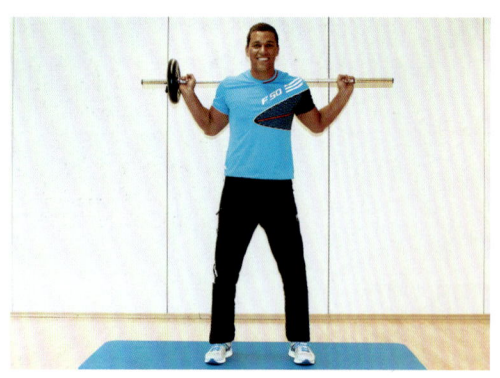

Ausgangsposition

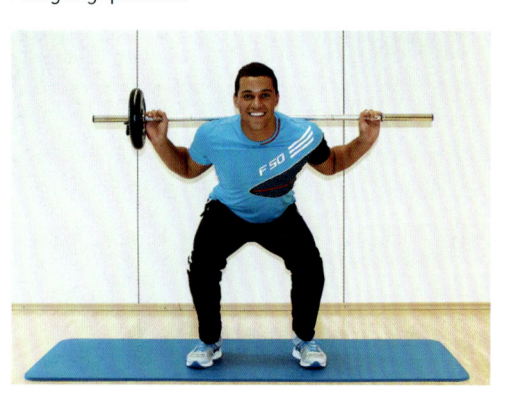

Endposition

Anweisungen:

▶ Es gelten die gleichen Anweisungen wie bei den Kniebeugen an der Multipresse.

Durch das einseitige Gewicht kommt es zu einer rotatorischen Komponente. Das Gewicht zieht an einer Seite. Die gegenseitige Rückenmuskulatur muss diesen Zug kompensieren (M. erector spinae, tiefe Schicht). Der Stabilisationseffekt ist deutlich höher.

Variationen:

▶ Auch mit einem Tube oder Deuserband durchführbar.
▶ Schwerer wird die Übung, wenn sie auf labilem Untergrund durchgeführt wird (Aero-Step, doppelte Airex-Matte, Balance Pad u.a.).

Video 84

Dehnübungen für den M. erector spinae

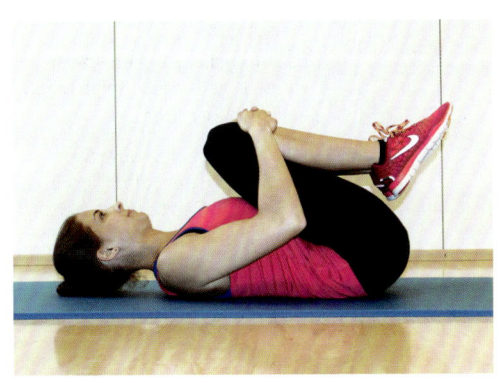

Anweisungen:
- Rückenlage.
- Beide Beine mit den Händen greifen und zum Brustkorb ziehen.
- Kopf liegen lassen, evtl. Beine nach rechts/links bewegen oder heranziehen und wieder lösen.

Paketposition

Dehnung auf den Knien

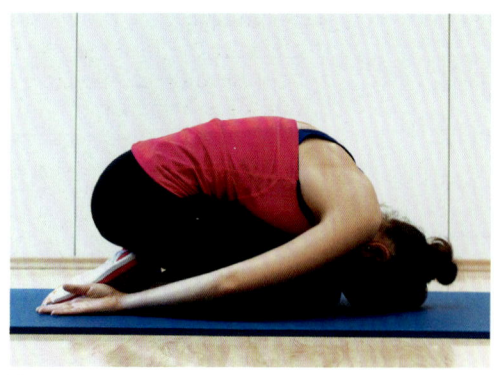

Paket auf den Knien

Anweisungen:
- In den Kniesitz gehen.
- Den gesamten Oberkörper nach vorne legen.
- Die Arme entweder nach vorne nehmen oder an die Seite legen.
- Nicht bei Knieproblemen durchführen.

Rumpfbeuge im Strecksitz

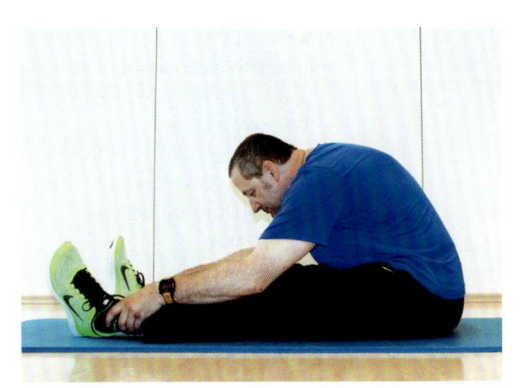

Rumpfbeuge im Strecksitz

Anweisungen:
- Strecksitz, Beine ganz gestreckt.
- Den Oberkörper so weit wie möglich rund nach vorne ablegen.
- Evtl. die Füße greifen und sich noch mehr nach vorne ziehen.
- Evtl. leicht federn und wippen.

8 M. erector spinae

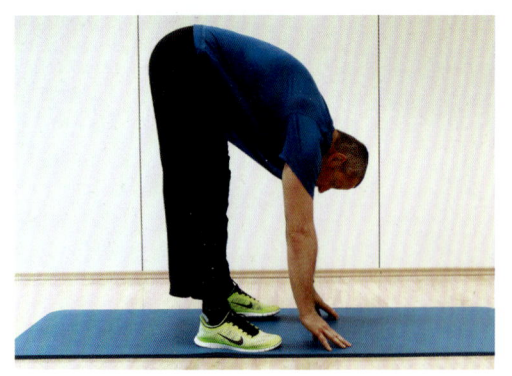

Rumpfbeuge im Stand

Anweisungen:

- Stabiler Stand, Dreipunktbelastung, „Kurzer Fuß" nach Janda.
- Langsam mit den Händen so weit wie möglich nach vorne hinunterbeugen.
- Evtl. unten federn und wippen.

Rumpfbeuge im Stand

9 M. glutaeus maximus

↳ wird in laterale Fasern u. mediale Fasern unterteilt
　　　↓　　　　　　　　　　↓
　Abduktion　　　　　　　Adduktion

Ursprung: Darm-, Kreuz- und Steißbein, Fascia thoracolumbalis

Ansatz: Oberschenkelfaszie (Tractus iliotibialis), Gesäßmuskelrauigkeit des Schenkelbeines.

Funktionen:
- Extension im Hüftgelenk.
- Außenrotation im Hüftgelenk.
- Stabilisiert zusammen mit dem M. latissimus dorsi diagonal über die Fascia thoracolumbalis den LWS-Bereich und das Iliosakralgelenk.
- Adduktion über den Femuransatz.
- Abduktion über den Tractusansatz.
- Extension im Kniegelenk über den <u>Tractus iliotibialis.</u>
- Richtet das Becken auf und wirkt dadurch der Hyperlordose entgegen.

M. glutaeus maximus

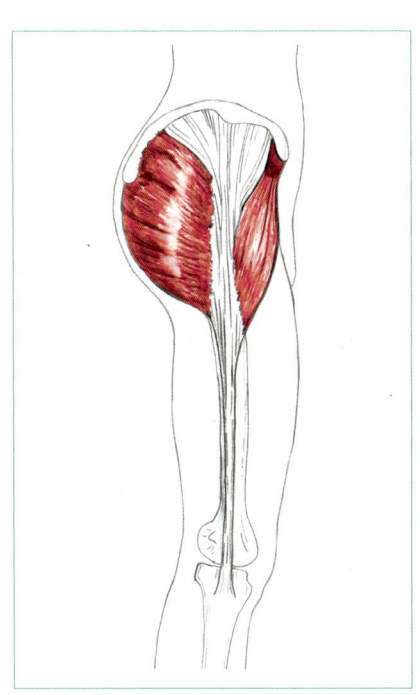

An der Außenseite des Beines liegt die Tractus–iliotibialis-Sehne. Die äußeren (lateralen) Fasern des M. glutaeus maximus ziehen in diese Sehne, in die auch der M. tensor fasciae latae zieht. Beide verspannen durch ihre Kraft die Sehne und verhindern dadurch hohe Biegespannungen im Oberschenkel (Femur). Die inneren (medialen) Fasern ziehen zur Hinterseite des Oberschenkels (Femur). Die Adduktions-Abduktions-Drehachse teilt den Muskel sozusagen in zwei Teile, dadurch kann er sowohl über den Femuransatz adduzieren als auch über den Tractusansatz abduzieren. Die Extension und die Außenrotation im Hüftgelenk führen alle Teile des M. glutaeus maximus durch. Er ist der zweitstärkste Muskel in unserem Körper und wird beim Anheben von Gegenständen benötigt (z.B. Sprudelkiste aus den Knien anheben). Er wirkt durch seine hüftstreckende Funktion der Hyperlordose entgegen und wird dabei synergistisch von den „Ischios" unterstützt. Die Adduktions-Abduktions-Achse geht genau durch den M. glutaeus maximus, sodass die lateralen Fasern abduzieren (diese ziehen in die Tractus-iliotibialis-Sehne) und die medialen Fasern adduzieren können (sie gehen in den Femur).

9.1 Übungen für den M. glutaeus maximus

Die Übungen für den M. glutaeus maximus können in isolierte Übungen (eingelenkige Übungen) und Schlingenübungen (mehrgelenkige Übungen) unterteilt werden. Die eingelenkigen Übungen haben den Vorteil, dass es weniger Synergisten gibt, wodurch man effektiver an den Muskel herankommt. Sie sind intermuskulär, aber weniger effektiv und nicht so alltagsrelevant. Die Schlingenübungen sind meist komplexer, effektiver für die intermuskuläre Koordination und alltagsrelevanter.

Femuransatz und *Mediale Fasern* — Tractusansatz des M. glutaeus maximus *Laterale Fasern*

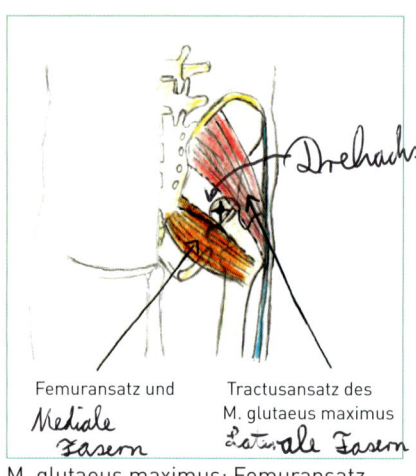

M. glutaeus maximus: Femuransatz und Tractusansatz

Drehachse

Außenrotation

Physiologische Lordose
Körperwahrnehmung
Bessere Ansteuerung der lokalen Stabilisatoren

Glutaeus-Maschine
(Grad 1, S)

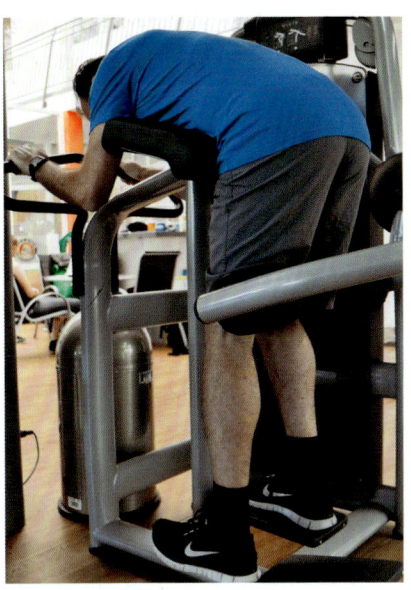

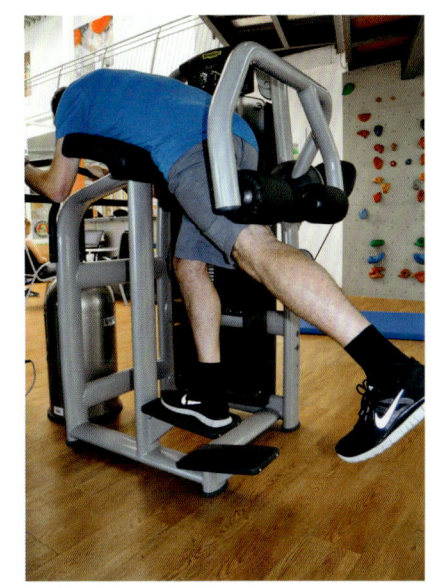

Ausgangsposition Endposition

Anweisungen:
- Mit einem Bein auf die Fußplatte stellen, Dreipunktbelastung.
- Oberkörper auf das Polster legen, Rücken in physiologischer Lordose.
- Seitlich festhalten.
- Das andere Polster liegt entweder in der Kniekehle bei gebeugtem Bein (dadurch geringere Aktivität in den Mm. ischiocrurales) oder oberhalb des Sprunggelenkes bei gestrecktem Bein (höhere Aktivität in den Mm. ischiocrurales).
- Das Bein so weit wie möglich nach hinten führen.
- Es sollte eine Linie im ganzen Körper entstehen.
- Beckenboden und Bauchmuskulatur anspannen.

Die „Glutaeus-Maschine" ist eine sehr einfache Anfängerübung. Sie trainiert den M. glutaeus maximus isoliert, ohne viele Synergisten, es werden nur die hüftstreckenden Muskeln trainiert.

Beteiligte Muskulatur:
- M. glutaeus maximus, Mm. ischiocrurales (M. biceps femoris, M. semitendinosus, M. semimembranosus), M. adductor magnus, leicht: M. glutaeus medius und M. glutaeus minimus.

Ausfallschritt mit Langhanteln, gewippt (Grad 1–2, S, G)

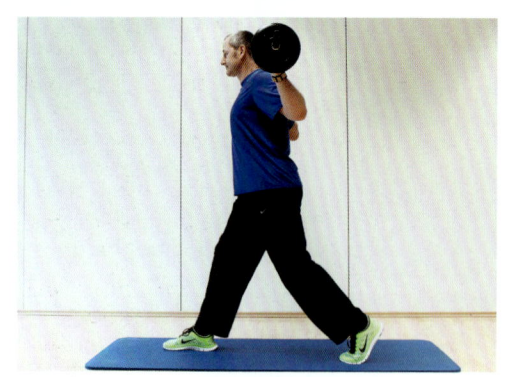

Ausgangsposition

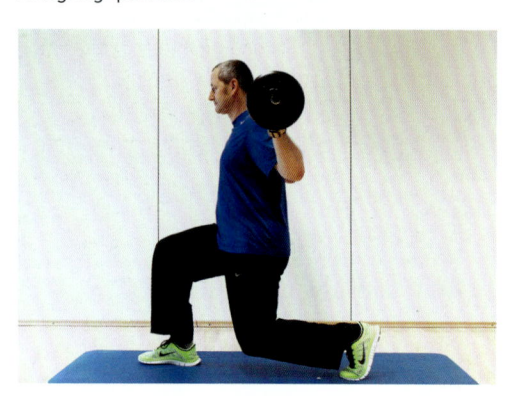

Endposition

Anweisungen:
- Ausfallschritt.
- Gesäß leicht heben und senken.
- Die Knie sollten nicht vor die Fußspitzen geschoben werden.
- Den Oberkörper aufrecht lassen.

Ideal als Einstieg, da der gewippte Ausfallschritt keine hohen exzentrischen Belastungen beinhaltet (beide Füße bleiben am Boden). Leichte Anfängerübung, die auch mit älteren Kunden durchgeführt werden kann, da der Bewegungsradius individuell gewählt werden kann (Knie- und Hüftarthrose).

In der Gymnastik mit Senioren einen Gymnastikstab verwenden.

Variation:

Die Übung mit Senioren mit einem Gymnastikstab auf dem Schultergürtel durchführen. Dadurch wird der Thorax mehr geöffnet, was bei einer Hyperkyphose von Vorteil ist. Die Übung auf einem Aero-Step oder Balance Pad durchführen, um das Gleichgewicht und die Sensomotorik zu verbessern.

Video 85

Ausfallschritt mit Abdrücken (Grad 2, PT, G)

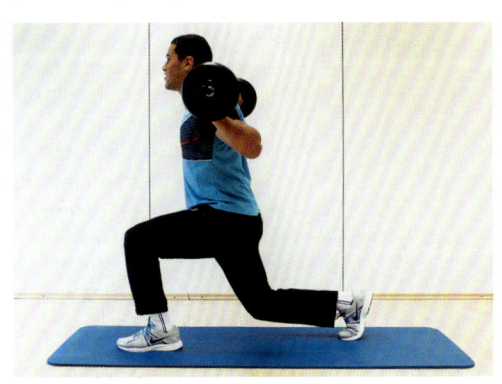

Ausgangsposition

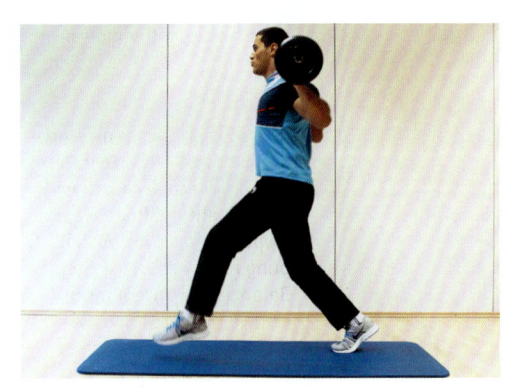

Endposition

Anweisungen:

- ▶ Es gelten die gleichen Anweisungen wie beim „Ausfallschritt gewippt".
- ▶ Mit dem vorderen Bein drückt man sich ab und fängt sich wieder auf.
- ▶ Die Höhe ist dabei individuell zu wählen, je nach Anamnese.

Durch das Abdrücken entsteht eine höhere exzentrische Belastung. Der Kunde (meist älter) lernt das Abfedern seines Körpers mithilfe der Streckerschlinge. Dies dient der aktiven Gelenkstabilisation und macht den Kunden wieder alltagstauglich (Treppab gehen).

Außerdem ist es eine effektive Übung zur Vorbeugung vor Stürzen.

9 M. glutaeus maximus

Video 86

Ausfallschritt mit Hineinfallen-Lassen und Langhantel (Grad 3, S, G)

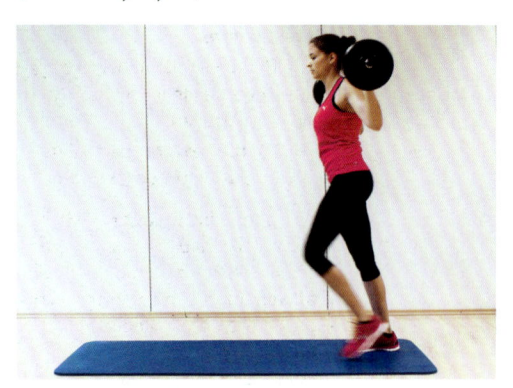

Ausgangsposition

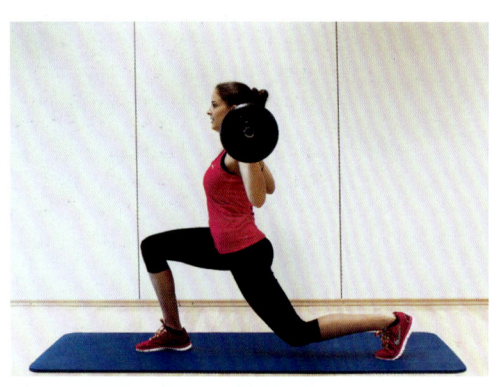

Endposition

Anweisungen:
- Aus dem Stand in den Ausfallschritt fallen lassen.
- Bauch und Beckenboden anspannen.
- Den Oberkörper aufrecht halten.
- Sofort wieder abstoßen und in den Stand kommen.
- Knie nicht vor den Fußspitzen.

Diese Übung beinhaltet eine höhere exzentrische Belastung, da man den ganzen Körper abfangen muss. Sie ist koordinativ anspruchsvoller, weshalb das Gleichgewicht geschult sein sollte.

In der Gymnastik mit Senioren einen Gymnastikstab verwenden.

Video 87

Ausfallschritt gesprungen mit Langhantel (Grad 4–5, PT, S, G)

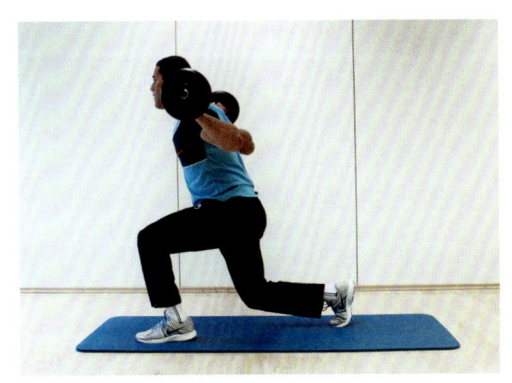

Ausgangsposition

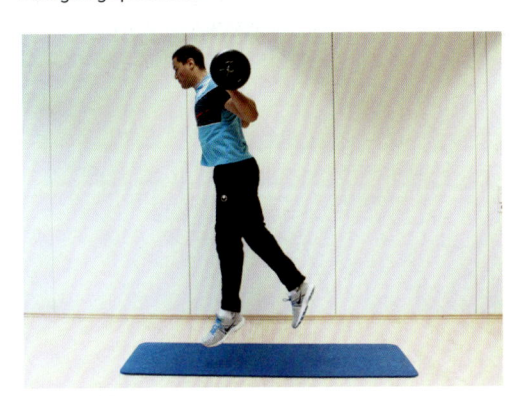

Endposition

Anweisungen:

▶ Die Beine werden in der Luft gewechselt, beide Beine verlassen kurz den Boden.
▶ Den Körper exzentrisch abfangen und wieder hochspringen.

Diese Übung beinhaltet noch höhere exzentrische Belastungen. Sie dient vor allem dazu, die Sprungkraft von Sportlern zu verbessern (Sprungdisziplinen, Fußball, Sprint, Volleyball u.a.).
Alle Ausfallschritte können mit Kurzhanteln oder Langhanteln durchgeführt werden, um die optimale Intensität zu gewährleisten. Von Frauen wird die Übung mit Langhanteln oft als unangenehm empfunden; dann bieten sich Kurzhanteln an. Die Langhantel auf dem Schultergürtel dient auch dazu, den Brustkorb (Thorax) zu öffnen, um einer Hyperkyphose entgegenzuwirken.

Variation:

Den Ausfallschritt auf einem Aero-Step durchführen.
Es arbeitet die komplette Streckerschlinge (s. S. 153).

9 M. glutaeus maximus

Video 88

Ausfallschritt hinteres Bein erhöht mit Langhantel (Grad 2–3, PT, G)

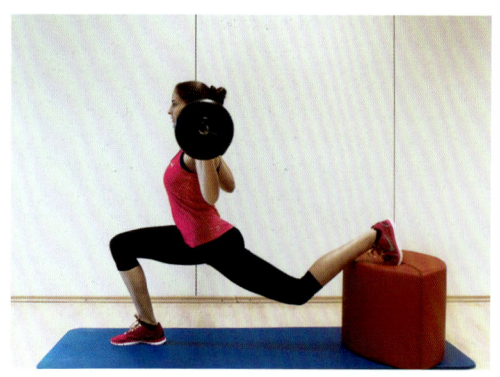

Ausgangsposition

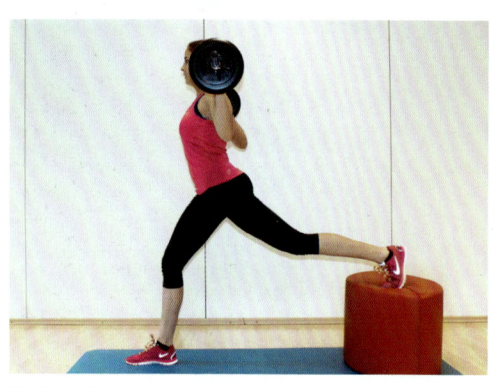

Endposition

Anweisungen:
- Das hintere Bein auf eine Erhöhung legen (Bank/Fitnessschnecke/Pezziball).
- Vorderes Bein stabiler Stand, Dreipunktbelastung.
- Oberkörper aufrecht.
- Physiologische Lordose beibehalten.
- Vorderes Bein strecken und senken.
- Beinachse beachten, nicht seitlich ausweichen.

Variationen:
- Auf einer labilen Unterlage durchführen.
- Mit dem vorderen Bein abdrücken.
- Abdrücken und rechts und links über eine Linie springen.

In der Gymnastik mit Senioren einen Gymnastikstab verwenden.

body•LIFE tv
Video 89

Kreuzheben/Dead Lift am Bodyspider/Kabelzug mit Zug nach vorne (Grad2–3, PT, S, G)

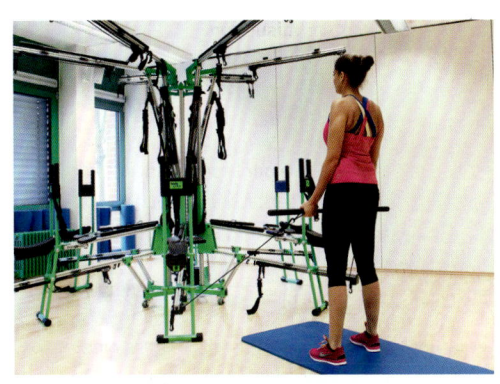

Ausgangsposition

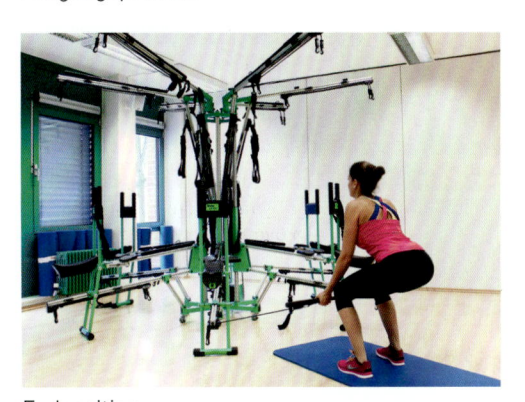

Endposition

Anweisungen:
- ▶ Stabiler Stand, Dreipunktbelastung, „Kurzer Fuß" nach Janda.
- ▶ Bauch und Beckenboden anspannen.
- ▶ Stange außenrotiert greifen (bessere Thoraxöffnung).
- ▶ Physiologische Lordose einnehmen.
- ▶ Durch den leichten Zug nach vorne müssen die dorsalen Muskeln mehr arbeiten.
- ▶ Blick nach vorne (evtl. im Spiegel kontrollieren).
- ▶ Beine beugen und strecken.

Im Gesundheitssport mit älteren Kunden führt man die Übung oft nur bis ca. 70° durch, um nicht zu hohe Belastungen auf die Menisken zu provozieren. Bei jüngeren Gesundheitssportlern oder Kunden ohne Probleme wird die Übung bis ca. 90° durchgeführt. Dies entspricht in etwa der Höhe einer Sprudelkiste. Dadurch wird eine optimale Hebetechnik antrainiert und eingeübt. Im Leistungssport muss die Übung über den vollen ROM durchgeführt werden, um eine maximale Effektivität zu erzielen.

Schwerer wird die Übung durch eine labile Unterlage (Aero-Step, Balance Pad u.a.).

Kreuzheben mit Stange hinter den Beinen am Bodyspider/Kabelzug (Grad 3, PT, S, G)

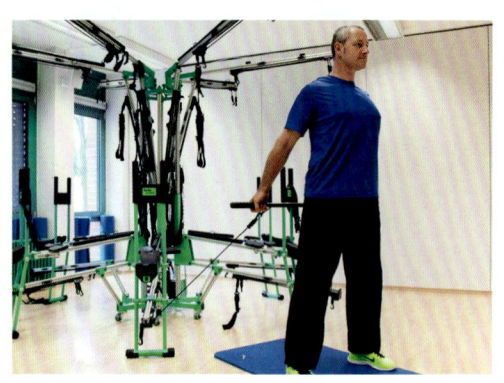

Ausgangsposition

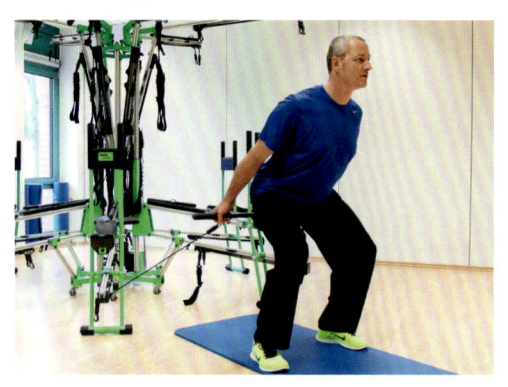

Endposition

Anweisungen:

▶ Es gelten die gleichen Anweisungen wie beim „Kreuzheben/Dead Lift".

Diese Variation nimmt man vor allem im Gesundheitssport bei Hohlrundrücken (Hyperlordose und Hyperkyphose), da dabei die Lendenlordose leicht zu stabilisieren und fixieren ist und sich gleichzeitig durch die Stange hinten der Thorax aufrichtet. Durch den Zug der Stange nach hinten wird der Thorax noch mehr geöffnet und der M. serratus anterior gedehnt, der häufig bei Hyperkyphosen hyperton ist.

Die Übung ist nicht im Fitness- oder Leistungssport geeignet, da man sie nicht mit höheren Gewichten durchführen kann.

Kniebeugen auf der Fitnessschnecke mit Langhantel (Grad 5, PT, G)

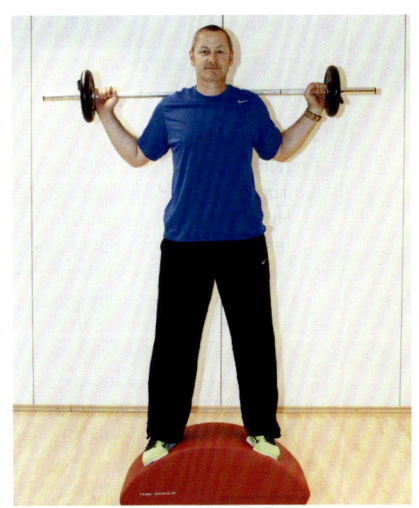

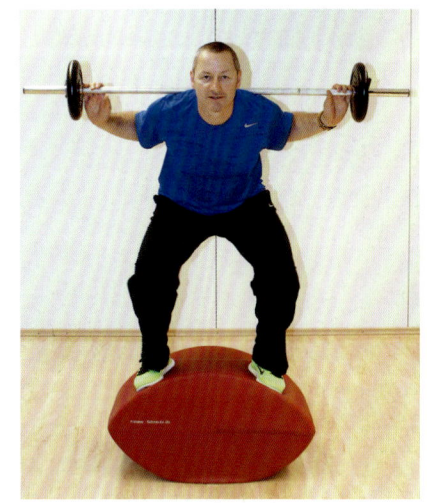

Ausgangsposition

Endposition

Anweisungen:
▶ Es gelten dieselben Anweisungen wie bei den „klassischen Kniebeugen" (siehe M. erector spinae, Seite 155).

Durch die Fitnessschnecke wird die Übung koordinativ und stabilisatorisch sehr anspruchsvoll. Das Gleichgewichtssystem wird enorm trainiert.
In der Gymnastik mit Senioren einen Gymnastikstab verwenden.
Kniebeugen sind ideal bei einer Hyperkyphose (Rundrücken), da sich der Thorax (Brustkorb) öffnet, kombiniert mit einer Hypolordose (aufgerichtetes Becken), da das Becken gekippt wird. Die Übung ist eine Standardübung für die komplette Beinmuskulatur, die jeder durchführen sollte, da sie eine gute und rückenfreundliche Hebetechnik antrainiert.
Die Wahl, ob Kreuzheben oder Kniebeugen durchgeführt werden soll, ergibt sich bei Gesundheitssportlern durch ihre Haltung (Kreuzheben bei verstärkter Hyperlordose, Kniebeugen bei der Tendenz zum Totalrundrücken).

Video 90

Good Mornings
(Grad 4–5, PT, S, G)

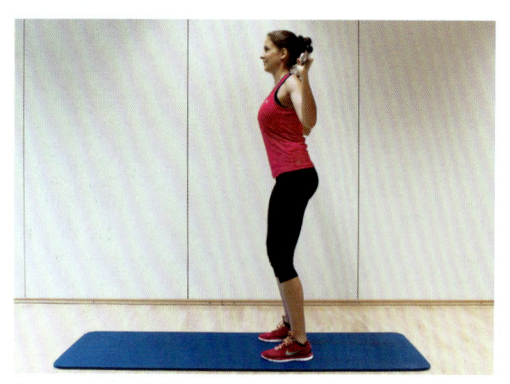

Ausgangsposition

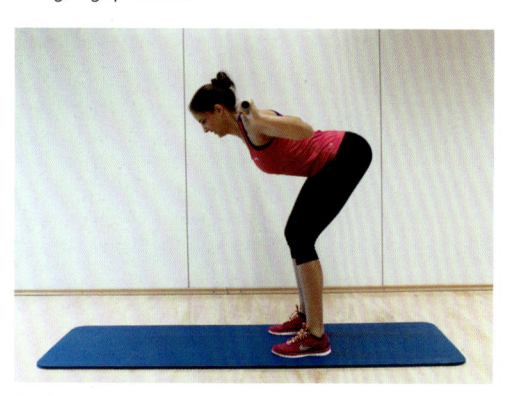

Endposition

Anweisungen:
- ▶ Stabiler Stand, Dreipunktbelastung, „Kurzer Fuß" nach Janda.
- ▶ Bauch und Beckenboden anspannen.
- ▶ Hantel auf den Schultergürtel legen.
- ▶ Rücken in der physiologischen Schwingung halten.
- ▶ Den Oberkörper gestreckt heben und senken, ohne die Lordose zu verändern.
- ▶ Den Blick nach vorne richten und die Beine dabei nicht bewegen.

Die Dehnfähigkeit der Mm. ischiocrurales begrenzt den Bewegungsradius. Die Übung kann mit fast durchgestreckten Knien oder mit leicht angebeugten Knien durchgeführt werden. Durch den langen Hebel entstehen sehr hohe Belastungen im unteren Lendenwirbelsäulenbereich. Für Ältere oder Personen mit Rückenbeschwerden (Anamnese beachten) muss die Übung deshalb vorsichtig dosiert werden.

Good Mornings werden in vielen Studios fälschlicherweise auch als „Kreuzheben" angeboten. Es handelt sich dabei um eine Variante, bei der nicht die komplette Streckerschlinge arbeitet, sondern nur eine Hüftstreckung mit mehr oder weniger starker statischer Kniebeugeposition durchgeführt wird. Es wird hauptsächlich die hüftstreckende Muskulatur beansprucht.

Beteiligte Muskulatur
S. Glutaeus-Maschine S. 163

body·life tv
▶▶▶ ▶tv
Video 91

Beinrückführen am Kabelzug
(Grad 4–5, PT, S)

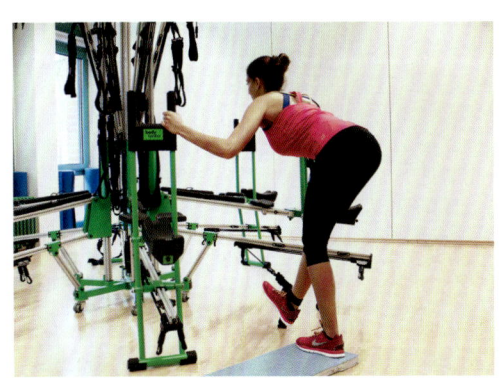

Ausgangsposition

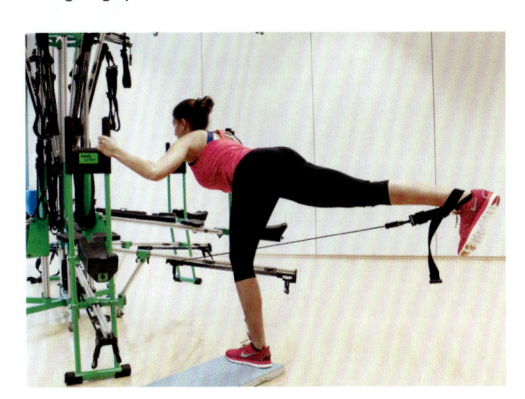

Endposition

Anweisungen:
- ▶ Stabiler Stand auf einem Bein.
- ▶ Standbein leicht erhöht (Hantelscheibe oder Matte).
- ▶ Gut festhalten.
- ▶ Oberkörper deutlich nach vorne neigen (dadurch bessere Vordehnung), sodass die physiologische Lordose noch gehalten werden kann.
- ▶ Bauch und Beckenboden anspannen.
- ▶ Den Oberkörper ruhig lassen.
- ▶ Das Bein wird nach hinten geführt, bis Bein, Becken und Oberkörper eine Linie bilden.
- ▶ Dorsalextension im Fußgelenk.

Die physiologische Schwingung kann mit einer Hand kontrolliert werden (deutliche Lordose im LWS-Bereich ertasten).

Diese Übung ist schwer zu koordinieren und zu stabilisieren und deshalb nur für Fortgeschrittene geeignet.

Beteiligte Muskulatur (Extension im Hüftgelenk):
- ▶ M. glutaeus maximus,
- ▶ Mm. ischiocrurales (M. biceps femoris, M. semimembranosus, M. semitendinosus),
- ▶ M. adductor magnus,
- ▶ leicht: M. glutaeus medius und M. glutaeus minimus.

9 M. glutaeus maximus

Video 92

Beinrückführen im Vierfüßlerstand (Grad 2, G)

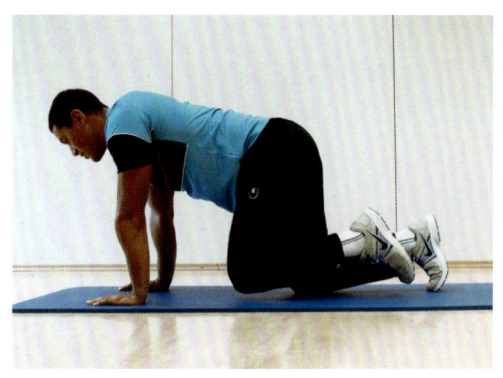

Ausgangsposition

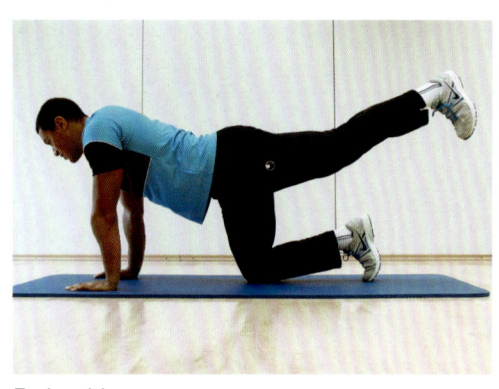

Endposition

Anweisungen:
- Vierfüßlerstand.
- Physiologische Lordose beachten.
- Ein Bein nach hinten strecken und wieder anbeugen.
- Bauch und Beckenboden anspannen.

Diese Übung ist hervorragend für Wirbelsäulengymnastikkurse geeignet. Sie kann sehr einfach erschwert werden, sodass jeder Teilnehmer perfekt belastet wird.

Variationen:
- Um die optimale Intensität zu gewährleisten, kann man mit Gewichtsmanschetten arbeiten.
- Den Gegenarm strecken und beugen (siehe M. erector spinae, Seite 133).
- Die Übung im schnellstmöglichen Tempo durchführen (auch Ältere).
- Mit derselben Seite arbeiten (rechter Arm und rechtes Bein), dadurch wird das Gleichgewichtsvermögen sehr gut trainiert.
- Jede Variation auf einer labilen Unterlage durchführen.

Video 93

Hüftextension einbeinig
(Grad 2, S, G)

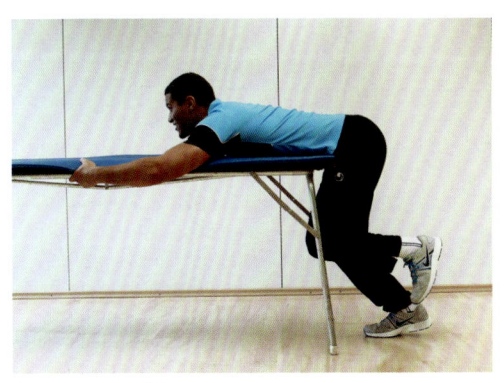

Ausgangsposition

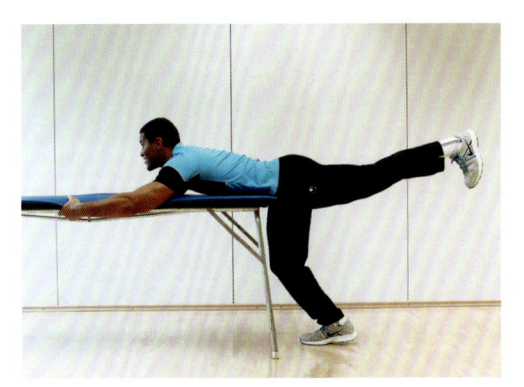

Endposition

Anweisungen:
- Mit dem Oberkörper auf eine Liege/Kasten legen.
- Seitlich festhalten.
- Bauch und Beckenboden anspannen.
- Ein Bein zur Stabilisation am Boden lassen.
- Das Spielbein so nach hinten führen, dass vom Oberkörper bis zum gestreckten Bein eine Linie entsteht.

Bei gestrecktem Bein werden die Mm. ischiocrurales effektiver integriert, als wenn das Bein angewinkelt wird. Angewinkelt arbeiten die Mm. ischiocrurales mit einer aktiven Insuffizienz (eingeschränkt).

9 M. glutaeus maximus

Video 94

Hüftstrecken beidbeinig
(Grad 3, S, G)

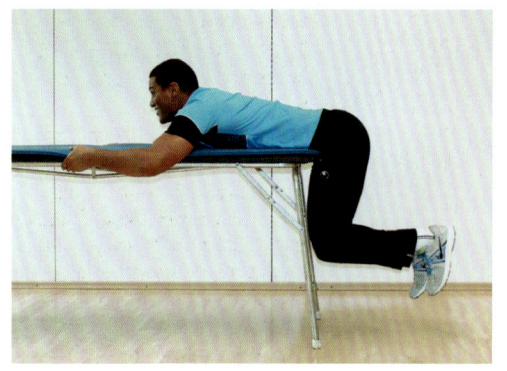

Ausgangsposition

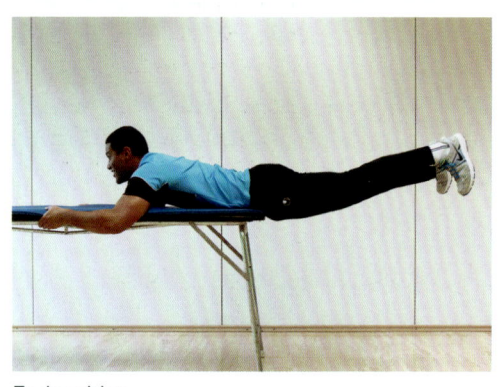

Endposition

Anweisungen:

▶ Es gelten die gleichen Anweisungen wie bei der „Hüftstreckung mit einem Bein".

Beidbeinig ist die Übung anspruchsvoller. Man muss mehr stabilisieren und es entsteht eine höhere Aktivität im M. erector spinae. Die Übung eignet sich sehr gut für ein Zirkeltraining oder Training in einer Turnhalle (Kasten).

Hüftextension in der Standwaage (Grad 4, PT, G)

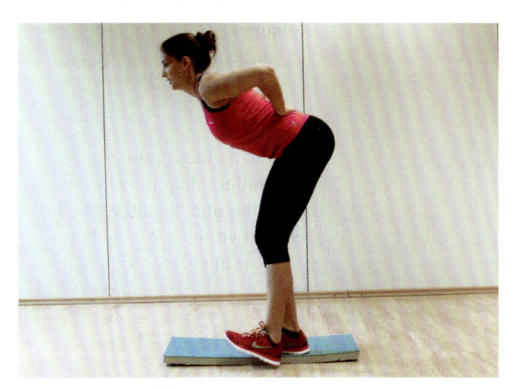

Ausgangsposition

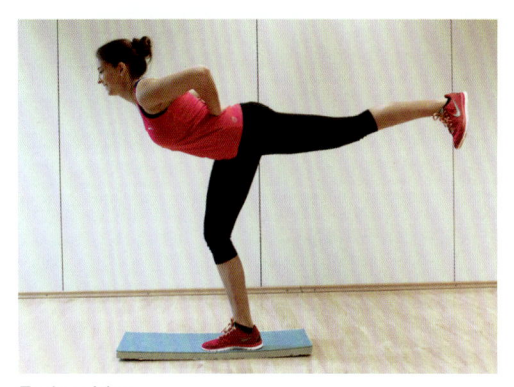

Endposition

Anweisungen:
- Stabiler Stand auf einem Bein, Dreipunktbelastung, „Kurzer Fuß" nach Janda.
- Beckenboden und Bauch anspannen.
- Den Oberkörper wenn möglich so weit nach vorne legen, dass er parallel zum Boden geneigt ist, ansonsten so weit es geht.
- Physiologische Lordose bleibt erhalten.
- Das hängende, gestreckte Bein maximal nach hinten führen (Hüftextension).
- Becken gerade halten.
- Der Kopf zeigt nach vorne.

Variation:
Die Übung auf einem Aero-Step oder Balance Pad durchführen (sensomotorischer Effekt).

Video 95

Hüftextension aus der Kerze (Grad 3–4, PT, G)

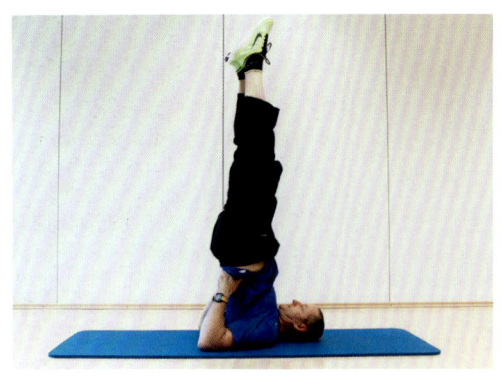

Ausgangsposition

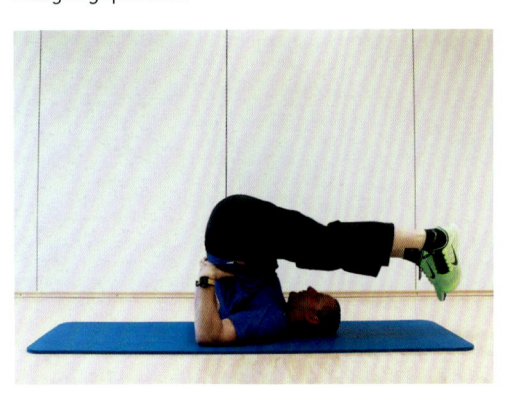

Endposition

Anweisungen:
- ▶ In die Rückenlage gehen und eine Kerze durchführen.
- ▶ Die Arme stützen den Beckenbereich.
- ▶ Die Beine senkrecht zur Decke strecken.
- ▶ Die gestreckten Beine so weit es geht absenken und wieder nach oben führen.
- ▶ Beckenboden und Bauchmuskulatur anspannen.
- ▶ Das Gewicht ruht auf dem Schultergürtel.
- ▶ Bei Rückenproblemen ist die Übung ungeeignet.
- ▶ Wie weit die Beine abgesenkt werden können, hängt von der Dehnfähigkeit der Mm. ischiocrurales ab.

Video 96

Hüftextension aus der Kerze mit Pezziball (Grad 4, PT, G)

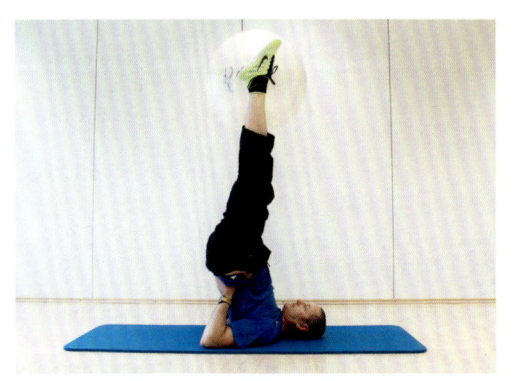

Ausgangsposition

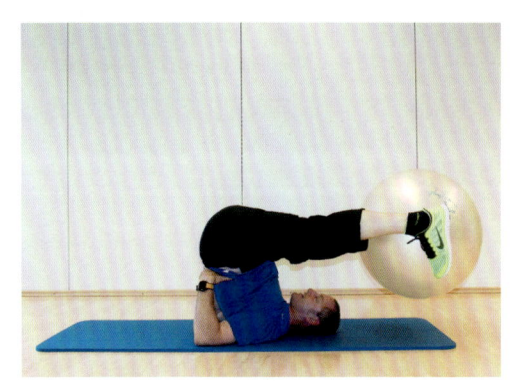

Endposition

Anweisungen:
- Es gelten die gleichen Anweisungen wie bei der „Hüftextension aus der Kerze".
- Durch den Pezziball wird eine höhere Spannung in den Beinmuskeln erzeugt, die Adduktoren müssen den Ball halten.

Video 97

Dehnübung für den M. glutaeus maximus im Liegen

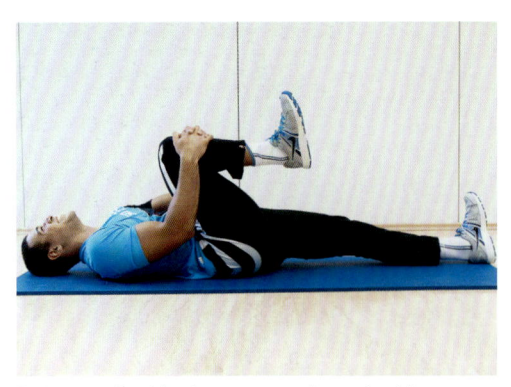

Dehnung des M. glutaeus maximus im Liegen

Anweisungen:
- Rückenlage.
- Ein Bein gestreckt am Boden liegen lassen, das andere mit den Händen maximal zum Brustkorb heranziehen.
- Ruhig weiteratmen.

Bei der Dehnung spüren die Kunden meistens nichts oder nur sehr wenig, da der M. glutaeus maximus gut gedehnt ist. Ist der M. iliopsoas hyperton, wird er jedoch auf der anderen Seite gedehnt.

Diese Dehnung stellt eine gute Cool-down-Übung im Gymnastikbereich dar, da der M. glutaeus maximus sanft und der M. iliopsoas bei vielen Teilnehmern intensiv gedehnt wird, die Bandscheiben hydrieren (ziehen Wasser aus den Wirbelkörpern an); durch die liegende Position findet zusätzlich eine Psychoregulation statt („runterkommen", entspannen).

Dehnung des M. glutaeus maximus im Stehen

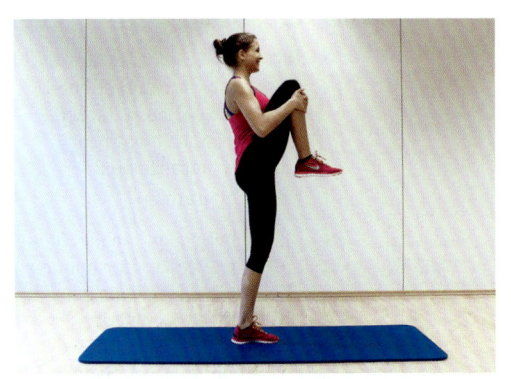

Dehnung des M. glutaeus maximus im Stand

Anweisungen:
- Stabiler Stand auf einem Bein, Dreipunktbelastung.
- Bauch und Beckenboden anspannen.
- Blick geradeaus und Brustkorb nach vorne, oben schieben.
- Ein Bein mit den Händen so weit wie möglich zum Brustkorb heranziehen.
- Gleichgewicht halten.

Variationen:
- Die Übung dynamisch durchführen: Das Bein wird mit den Armen wippend zum Brustkorb herangefedert.
- Auch auf labiler Unterlage (Aero-Step, doppelte Airex-Matte, Balance Pad) durchführen.

10 Exzentrisch betonte Übungen

Exzentrische Übungen betonen die negative Phase der Bewegung, das Ablassen bzw. Nachgeben. Sie sind besonders wichtig, da die exzentrische Phase im Alter sehr schnell abnimmt. Es fällt dann schwer, die Gelenke beim Treppabgehen zu stabilisieren. Die exzentrische Phase sollte gut trainiert sein, um die Gelenke aktiv zu stabilisieren (Schutz vor Arthrosen).
Außerdem wirkt sie sich positiv auf die Knochendichte (Osteoporose) aus.

Vierfüßler, gestrecktes Bein wird vom Trainer runtergedrückt (Grad 4, PT, G)

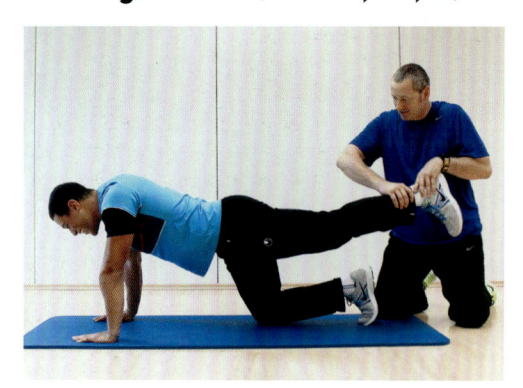

Anweisungen:
- Vierfüßlerstand.
- Beckenboden und Bauchmuskulatur stark anspannen.
- Der Trainer drückt das Bein zum Boden, der Trainierende muss dies verhindern und mit aller Kraft dagegen halten.

Ausgangsposition

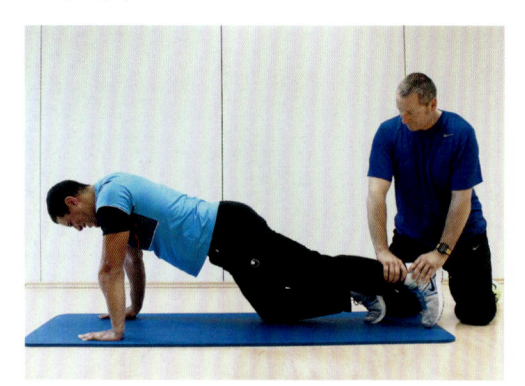

Endposition

Video 98

Standwaage, gestrecktes Bein wird vom Trainer runtergedrückt (Grad 5, PT, G)

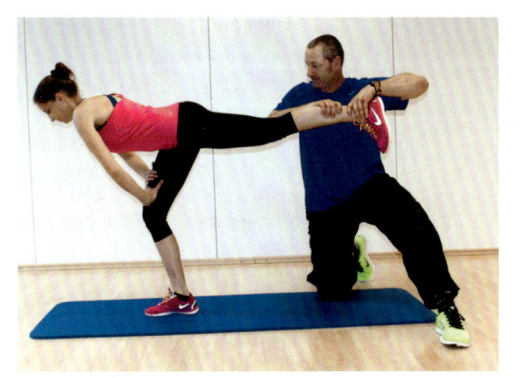

Ausgangsposition

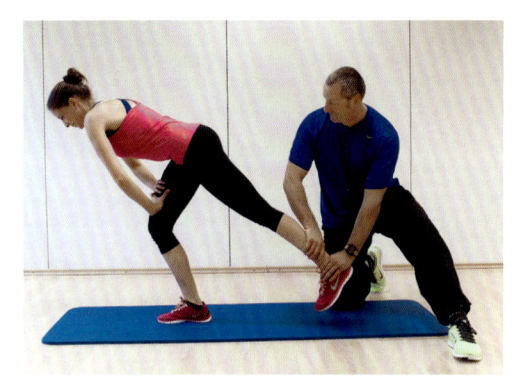

Endposition

Anweisungen:
- In die Standwaage gehen, Dreipunktbelastung.
- Beckenboden und Bauch stark anspannen.
- Der Trainer drückt das Bein zum Boden, der Trainierende muss dies verhindern und mit aller Kraft dagegen halten.

10 Exzentrisch betonte Übungen

Video 99

Lateralflexion mit Partner und Medizinball mit Hebelvariation (Grad 4–5, PT, G)

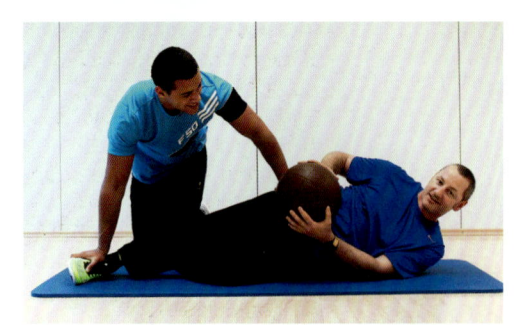

Ausgangsposition

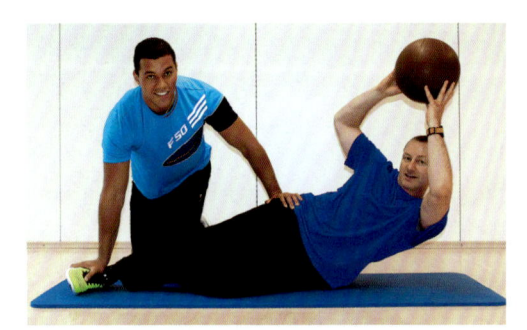

Mittelposition

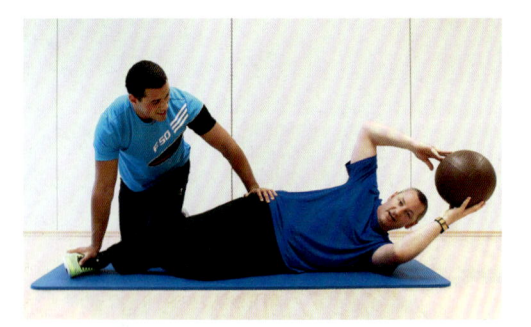

Endposition

Anweisungen:
- Seitlage, unteres Bein gebeugt (stabiler), oberes gestreckt.
- Der Partner fixiert mit einer Hand das gestreckte Bein am Boden, mit der anderen Hand hält er das Becken vorne.
- Ein Knie drückt leicht auf das angewinkelte Bein des Trainierenden.
- Beckenboden und Bauchmuskulatur anspannen.
- Den Medizinball nah am Körper halten und hochkommen.
- Oben die Arme strecken (langer Hebel).
- Danach mit langem Hebel langsam ablegen (nicht ganz ablegen).
- Unten den Medizinball wieder an den Körper führen (kurzer Hebel).

Video 100

Sit-up mit dem Medizinball mit Hebelvariation (Grad 4, PT, G)

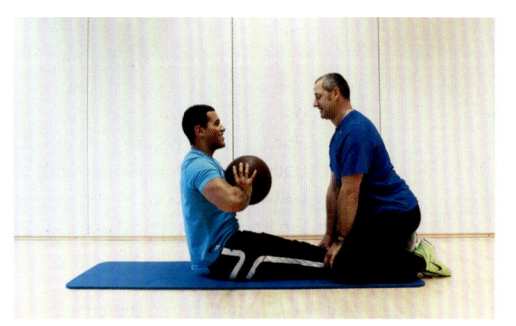

Ausgangsposition

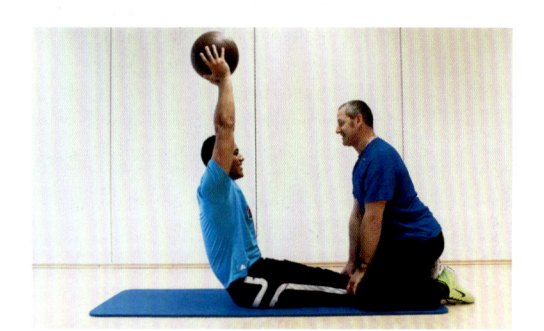

Mittelposition

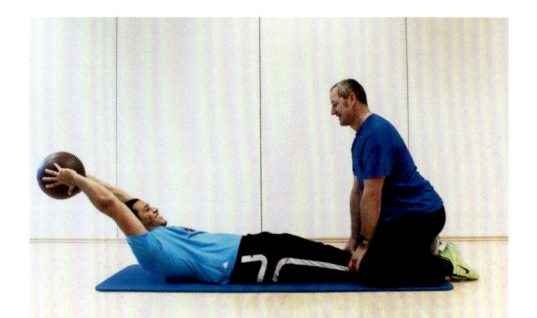

Endposition

Anweisungen:
- ▶ Rückenlage, Beine durch den Partner fixiert.
- ▶ Beckenboden und Bauchmuskulatur anspannen.
- ▶ Mit kurzem Hebel (Ball vor dem Körper) nach oben kommen, die Arme strecken und mit langem Hebel wieder absenken.
- ▶ Im Tempo variieren (langsam/mittel/schnell).

10 Exzentrisch betonte Übungen

body·LIFE tv
Video 101

Backextensions auf dem Pezziball mit Kurzhantel und Hebelvariationen (Grad 4–5, PT, G)

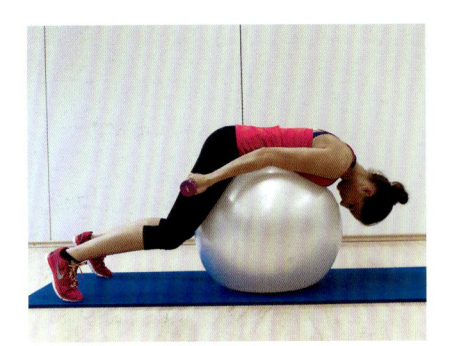

Ausgangsposition

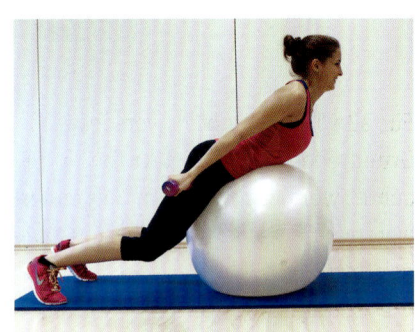

Mittelposition 1

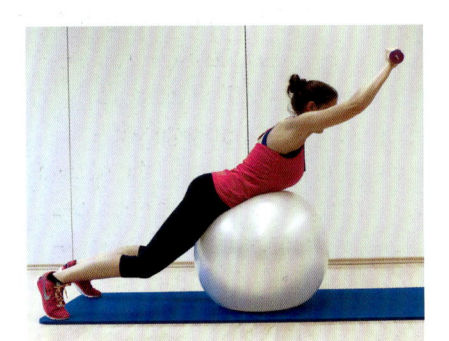

Mittelposition 2

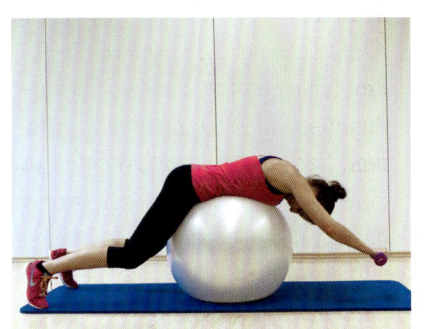

Endposition

Video 102

Anweisungen:
- ▶ In Bauchlage auf den Pezziball legen.
- ▶ Beckenboden und Bauchmuskulatur anspannen.
- ▶ Die Arme mit den Kurzhanteln sind am Körper.
- ▶ Beim Hochkommen mit dem Oberkörper bleiben die Hanteln am Körper, oben werden die Arme nach vorne gestreckt (langer Hebel) und der Oberkörper abgesenkt.
- ▶ Am Ende die Hanteln wieder an den Körper nehmen und hochkommen (kurzer Hebel).

11 Allgemeine Tipps für Kräftigungs- und Dehnübungen

Grundvoraussetzung für gutes Training
- *physiologische Lordose*
- *Bauch- u. Beckenboden*
- *Körperwahrnehmung*
- *3-Punktbelastung nach Janda*

Für alle Trainer gibt es verschiedene Grundregeln, die beim Training beachtet werden sollten. Im Folgenden werden die wichtigsten Regeln aufgelistet:

- Es sollte immer vor dem Training eine Anamnese durchgeführt werden. Kommt spontan ein Neukunde in den Kurs, sollte man ihn vor der Stunde nach schwerwiegenden Problemen befragen, um sofort individuell auf ihn eingehen zu können. Nach der Stunde bekommt er einen Fragebogen oder der Trainer befragt den Kunden anhand des vorgefertigten Anamnesebogens persönlich.
- Im Idealfall sollte eine umfangreiche Testbatterie durchgeführt werden. Im Personal Fitness Training stellt dies eine Selbstverständlichkeit dar. Im Fitnessstudio lassen sich Tests ebenfalls gut umsetzen, wenn das Studio ein gutes Konzept hat. In Vereinen oder Gymnastikstudios kann man aus organisatorischen Gründen Testbatterien nur als Extraleistung anbieten.
- Grundsätzlich sollte bei den Übungen auf eine physiologische Lordose geachtet werden. Das Körpergefühl des Kunden muss dabei so geschult werden, dass er spürt, ob er die richtige Position einhält. Der Kunde kann die Lordose mit einer Hand ertasten (Kontrollhand) oder der Trainer kann taktile Hilfestellung geben. *Körperwahrnehmung / bessere Aktivierung der lokalen Stabilisatoren*
- Es sollte ein Gefühl für die Aktivierung des Beckenbodens und des M. transversus abdominis erarbeitet werden. Die Kunden immer wieder kontrollieren und auf diese Muskeln hinweisen!
- Das Tempo dem Kunden bzw. der Gruppe entsprechend wählen. Bei Untrainierten eher langsam arbeiten. Dadurch wird die Übung qualitativ hochwertiger ausgeführt. Bei Fortgeschrittenen sowohl langsam als auch zügig bzw. schnell trainieren. Das verändert die Intensität der Übung und es

werden andere Muskelfasern aktiviert.
- Die Haltung des Kunden bei der Übungsauswahl berücksichtigen (Hyperlordose oder Hypolordose).
- Die Belastungen im Lendenwirbelsäulenbereich abwägen. „Jenseits des 30. Lebensjahres gibt es fast keine Wirbelsäule beim Menschen, die nicht schon solche (Chondrosen/Diskosen) degenerativen Veränderungen aufweist" (von Strempel 2001, S. 326); dies gilt vor allem für Übungen für den M. iliopsoas und für den M. erector spinae (Hebel).
- Den ROM den jeweiligen Gegebenheiten anpassen. Liegen Beschwerden vor, sollte der ROM eingeschränkt werden, sodass ein schmerzfreies Training ermöglicht wird. Ansonsten sollte der komplette ROM genutzt werden.
- Die Ernährungssituation von verspannten Muskeln regelmäßig mit Stoffwechseltraining verbessern.
- Im Stand auf die Dreipunktbelastung achten („Kurzer Fuß" nach Janda). Es sollten immer Ballen, die Außenkante und die Ferse belastet werden. Dadurch wird eine perfekte Beinachse gewährleistet.
- Möglichst praxisnah trainieren, abhängig davon, ob es sich um Übungen zur Alltagsbewältigung oder um Übungen für eine spezielle Sportart handelt.

Literaturverzeichnis

- Boeckh-Behrens/Buskies, Fitness-Krafttraining, rororo 2000
- Bös, Handbuch sportmotorischer Tests, Hogrefe 1997
- Calais-Germain, Anatomie der Bewegung, Fourier 2005
- Delavier, Frédéric, Muskel-Guide, blv 2004
- Diemer/Sutor, Praxis der medizinischen Trainingstherapie, Thieme 2007
- Freiwald, Optimales Dehnen, Spitta 2009
- Gottlob, Differenziertes Krafttraining, Urban & Fischer 2007
- Häfelinger/Schuba, Koordinationstherapie, Meyer & Meyer 2002
- Hochschild, Strukturen und Funktionen begreifen, Thieme 2002
- Kadria, Kabelzug – Funktionelles Training und Therapie, 2005
- Kapandji, Funktionelle Anatomie der Gelenke, Band 2, Thieme 1992
- Meier, Medizinische Trainingstherapie in der Praxis, Medicon 2007
- Peterson Kendall/Kendall McCreary, Muskeln – Funktionen und Tests, Urban & Fischer 2001
- Rohen/Lütjen-Drecoll, Funktionelle Anatomie des Menschen, Schattauer 2001
- Schwarzenegger/Dobbins, Das große Bodybuilding Buch, Heyne 1997
- Spring/Dvorak/Dvorak/Schneider, Theorie und Praxis der Trainingstherapie, Thieme 1997
- Stübel/Müller/Schley, Betreuungshandbuch Wirbelsäule, Health & Beauty 2012
- Müller/Stübel/Schley, Betreuungshandbuch Hüfte, Health & Beauty, 2012
- Stübel, Trainingslehre – Praktisch umgesetzt, beim Verfasser erhältlich, 2012
- Tittel, Beschreibende und funktionelle Anatomie des Menschen, Thieme 2000
- Trunz/Hamm, Style your body! Midena 2001
- Verstegen/Williams, Core performance, Riva 2011
- von Strempel, Die Wirbelsäule, Thieme 2001

Folgende Betreuungshandbücher (von Kurt Stübel u.a.) sind bereits im Verlag Health and Beauty Germany erschienen:

**Betreuungshandbuch:
Knie**
- Vorderer Kreuzbandriss
- Arthrose
- Meniskusriss

Therapie – Training – Ernährung – Psychosomatik

**Betreuungshandbuch:
Wirbelsäule**
- Degenerative Erkrankungen (Lumbalgie, Osteochondrose, Spondylose)
- Neurologische Erkrankungen (Prolaps, Protrusion, Extrusion, Sequester)

Therapie – Training – Ernährung – Psychosomatik

**Betreuungshandbuch:
Hüfte**
- Arthrose
- Endoprothese
- Hüftdysplasie

Therapie – Training – Ernährung – Psychosomatik

**Betreuungshandbuch:
Schulter**
- Luxation
- Supraspinatussehnensyndrom/ Bizepssehnensyndrom
- Impingement

Therapie – Training – Ernährung – Psychosomatik

**Betreuungshandbuch:
HWS und Sprunggelenk**
- Halswirbelsäule: Bandscheibenschaden
- Sprunggelenk: Außenbandruptur
- Sprunggelenk: Achillessehnenruptur

Therapie – Training – Ernährung – Psychosomatik